TRAVAIL DU SERVICE DE M. LE PROFESSEUR HUTINEL

Bernard FRENKEL

Ancien Interne des Hôpitaux de Paris
(Hôpital Trousseau, 1896; Hospice des Enfants Assistés, 1897)
Médaille de Bronze de l'Assistance publique.

De l'Influence de la Rougeole sur la Reviviscence et l'Aggravation des Infections antérieures

PARIS
SOCIÉTÉ D'ÉDITIONS SCIENTIFIQUES
PLACE DE L'ÉCOLE DE MÉDECINE
4, Rue Antoine-Dubois, 4

1898

Bernard FRENKEL

Ancien Interne des Hôpitaux de Paris
(Hôpital Trousseau, 1896; Hospice des Enfants-Assistés, 1897)
Médaille de Bronze de l'Assistance publique.

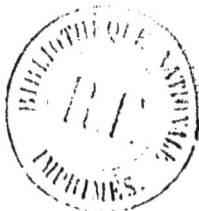

De l'Influence de la Rougeole

sur la Reviviscence et l'Aggravation

des Infections antérieures

PARIS
SOCIETE D'ÉDITIONS SCIENTIFIQUES
PLACE DE L'ÉCOLE DE MÉDECINE
4, Rue Antoine-Dubois, 4

1898

A LA MÉMOIRE DE MES PARENTS

A MES FRÈRES

Faible témoignage de ma profonde reconnaissance.

A MA FAMILLE

A MON PRÉSIDENT DE THÈSE

M. V. HUTINEL

PROFESSEUR DE PATHOLOGIE INTERNE A LA FACULTÉ
MÉDECIN A L'HOSPICE DES ENFANTS-ASSISTÉS

Hommage de reconnaissance.

AVANT-PROPOS

L'évolution et le pronostic de la rougeole sont subordonnés à ses complications, nous connaissons la nature de ces infections; quelle en est l'origine ?

Beaucoup d'auteurs, les anciens surtout, avaient remarqué par la simple observation clinique que les rougeoles compliquées se voyaient de préférence chez les enfants qui avaient été malades plus ou moins longtemps avant l'éruption.

Rilliet et Barthez, à propos du pronostic de la rougeole (1), insistent sur l'aggravation et la reviviscence des maladies qui ont précédé l'éruption : « Quant aux maladies elles ne restent pas indifférentes à l'action de la rougeole. Elles sont accélérées ou aggravées quand elles restent dans le cadre habituel des complications, tandis que prises en dehors de cette catégorie, elles peuvent être entravées dans leur marche et même guéries momentanément ou radicalement. Débutant par exemple au déclin ou au cours d'une broncho-pneumonie, la rougeole en détermine le retour ou lui communique une exacerbation soudaine qui peut aller jusqu'à la suppuration alvéolaire. La tuberculose subit une influence analogue. »

Guersant et Blache (2) pensent également que « tantôt la rougeole fait naître des affections de divers organes ; tantôt elle accélère ou aggrave les maladies déjà existantes ; beaucoup plus rarement elle fait disparaître certains états morbides qui duraient depuis quelque temps. » (p. 32), et à la page sui-

---

(1) Rilliet et Barthez, Traité clinique et pratique des maladies des enfants. T. III, p. 60.

(2) Guersant et Blache. Extraits de pathologie infantile.

vante, en parlant de l'influence néfaste de la rougeole sur
la tuberculose, il ajoute : « les autres affections antérieures à
la fièvre éruptive prennent aussi un accroissement notable ou
s'aggravent pendant cette maladie, surtout lorsqu'elles occupent
un organe dont l'altération constitue un des éléments patholo-
giques de la pyrexie : une bronchite antécédente par exemple,
peut, sous l'influence de l'exanthème. se transformer plus facilement en pneumonie, de même qu'une pneumonie, bornée
auparavant à un seul côté, peut devenir générale ! »

Bouchut (1) donne l'exemple de deux enfants qui « ont la
diarrhée avec leur rougeole. Chez l'un, bien portant d'habitude,
elle peut être considérée comme un phénomène lié à l'éruption
qui se développe dans l'intestin et détermine le flux d'entrailles.
Chez l'autre, au contraire, faible et débile, déjà malade d'une
entéro-colite, la diarrhée, antérieure à la rougeole, l'a accompagnée dans sa marche et lui survit ; elle est évidemment moins
en rapport avec l'affection morbilleuse qu'avec la phlegmasie
des entrailles.

» Il en est de même de la toux. »

Thomas (2), en parlant des rougeoles survenant chez les
enfants malades, insiste également sur l'aggravation habituelle
de ces affections, si elles sont de même ordre que celles de la
rougeole.

« Si la rougeole survient par exemple dans le décours ou la
convalescence d'une pneumonie, celle-ci devient grave ou se
rallume, en tout cas sa guérison est retardée ; de la même façon
une bronchite devient facilement une bronchite capillaire ou une
broncho-pneumonie.

» Des lésions tuberculeuses marchent rapidement et aboutis-
sent le plus souvent à la mort.

» Les enfants avec troubles intestinaux chroniques font des
rougeoles graves ; une affection gastrique antérieure provoque de

(1) Bouchut. Traité pratique des maladies des nouveau-nés, des enfants.
Chap. Rougeole.

(2) Ziemssen. Encyclop. 2ᵉ vol. 2ᵉ p. Chapitre Rougeole, p. 97.

la diarrhée sous l'influence de la rougeole. De cette façon, faudrait-il sans doute interpréter les observations de Polak, Magi et Weiss ; des enfants atteints de rougeole furent pris très souvent et d'une façon très grave des accidents cholériformes.

» La cause des affections diphtéritiques et gangréneuses, de la bouche et des organes génitaux en particulier, doit être surtout attribuée aux légers troubles antérieurs de ces parties ; tels dents cariées, gingivite, leucorrhée. »

Cadet de Gassicourt (1) pense aussi que chaque fois qu'on se trouve en présence d'une rougeole, chez un enfant vigoureux et bien portant, on peut être tranquille ; si, au contraire, l'enfant toussait ou souffrait de l'intestin « méfiez-vous, réservez votre pronostic et suivez avec beaucoup de soin les étapes d la maladie, afin d'intervenir au moindre accroc. »

Sanné (2), Beclère (3), Barbier (4), pour ne citer que les auteurs les plus récents, sont du même avis en ce qui concerne la reviviscence et l'exarcerbation des maladies antérieures par la rougeole.

Les faits exposés dans le cours de mon travail, et que j'ai observés moi-même à l'hospice des Enfants-Assistés, dans le service de notre maître M. le professeur Hutinel, dont l'attention a été depuis plusieurs années portée sur ce sujet, ces faits prouvent d'une façon absolue et indubitable l'influence funeste de la rougeole sur les maladies antérieures : elle les réveille et les rend plus graves.

Cette prédisposition est surtout vraie à l'hôpital ; le milieu hospitalier, de même que la fréquence des maladies chez les enfants d'hôpital, expliquent la gravité et la mortalité considérable de la rougeole dans ce milieu.

Etudier toutes les infections qui, antérieures à la rougeole,

(1) Cadet de Gassicourt. Traité clinique des maladies de l'enfance. T. II. Art. Rougeole.

(2) Art. Rougeole du Dict. Dechambre (p. 417).

(3) Beclère. — De la contagion de la rougeole. Th. Paris 1882, p. 102.

(4) Barbier. La Rougeole. Bibliothèque Charcot-Debove.

s'aggravent et se réveillent par l'apparition de la fièvre éruptive, aurait été trop long et au-dessus de nos forces. Nous avons préféré rapporter des faits sur lesquels nous possédons une expérience personnelle assez édifiée pour en déduire des conclusions positives.

Avant d'aborder notre sujet, nous sommes heureux d'exprimer notre reconnaissance aux maîtres qui nous ont prodigué leurs savants conseils, au cours de nos études médicales.

Nous adressons nos remerciements à nos chefs de service pendant nos deux années d'externat : à MM. le professeur agrégé Gaucher et Bourcy; à M. le professeur agrégé Reynier, qui nous a initié aux pratiques de l'antisepsie et de la chirurgie et qui a toujours été pour nous un maître bienveillant et plein de sollicitude.

Nous avons eu d'abord l'honneur d'être l'interne de M. le Dr Roques, qui nous a toujours témoigné beaucoup d'intérêt et d'amitié; nous ne saurions trop lui en être reconnaissant.

M. le Dr Hirtz a été pour nous plus qu'un maître; à plusieurs reprises il nous a honoré de sa bonté et de son amitié; nous lui garderons toujours une très vive reconnaissance.

M. le Dr Comby nous a initié le premier, pendant notre 3ᵉ année d'internat, à l'étude si intéressante et si ardue de la pathologie infantile. Il n'a jamais cessé de nous témoigner une grande bienveillance, nous conserverons de ce maître éminent un souvenir plein d'affection.

Nous adressons nos meilleurs remerciements à M. le Dr Variot, avec lequel nous n'avons passé, à notre regret, que trop peu de temps.

Que M. le Professeur Hutinel, qui nous a suggéré l'idée de ce travail et dont les conseils et l'extrême obligeance nous ont été si précieux, reçoive ici l'hommage de notre sincère gratitude. L'année que nous avons passée avec lui dans son beau service à l'hospice des Enfants-Assistés, nous a permis d'apprécier sa haute valeur de clinicien, et toutes les qualités que doit posséder le parfait médecin.

Nous prions M. le professeur Terrier de croire à notre profonde reconnaissance, pour l'extrême bienveillance qu'il a montrée à notre égard, dans des circonstances douloureuses.

Que MM. les professeurs Stoïcesco, Bouicli et Jonnesco (de
Bucharest), veuillent bien accepter tous nos remerciements pour
l'amabilité qu'ils nous ont toujours témoignée.

Nous remercions bien vivement notre excellent ami Henri
Meunier, chef de laboratoire du service de M. Hutinel, pour
les conseils qu'il a bien voulu nous donner.

M. le professeur Hutinel nous fait aujourd'hui l'honneur de
présider notre thèse ; c'est un honneur dont nous lui serons
profondément reconnaissant.

EXPOSÉ DU SUJET

Tout le monde est d'accord pour reconnaître que la rougeole est une maladie bénigne. En ville, à la campagne surtout, on soigne à peine les rougeoleux, on ne prend même pas la précaution d'isoler les enfants qui se trouvent à leur contact. Pourquoi cette différence de gravité? La rougeole, maladie meurtrière dans les hôpitaux, devient grave par les surinfections dont nous connaissons les agents pathogènes. Ce sont des micro-organismes qui vivent autour de nous, dans l'air, sur les objets qui nous entourent de même qu'en nous-mêmes, dans ces parties de nous-mêmes qui continuent à faire partie du monde extérieur (Claude Bernard); ce sont le tube digestif, la peau, les voies respiratoires, etc.

Or, ces agents exigent pour provoquer les infections secondaires dans la rougeole une série de circonstances adjuvantes qui, exceptionnelles dans la clientèle de ville, sont au contraire fréquentes dans le milieu hospitalier. Ces conditions nécessaires et qui favorisent les surinfections rubéoliques sont : 1° le milieu hospitalier et 2° les préinfections morbilleuses.

I. Milieu hospitalier. — Le milieu d'hôpital est un milieu infecté, un milieu très riche en micro-organismes. Ces micro-organismes se trouvent dans les poussières de l'air de même que sur les objets qui entourent ou qui approchent le malade. L'air, d'une façon générale, renferme peu de microbes dont la virulence se trouve atténuée par la lumière solaire, l'oxygène, la dessiccation, etc. Mais il n'en est pas de même de l'air des hôpitaux ou des endroits clos; par exemple, l'air du parc Montsouris contient 75 germes par mètre cube, celui d'une salle de l'Hôpital de la Piété en renferme 1600 (Miquel).

Les agents pathogènes dans l'air des hôpitaux ont été trouvés à plusieurs reprises; le staphylocoque et le streptocoque ont été rencontrés dans l'air des salles de médecine et de chirurgie (Ulman, Girode, Emmerich et Babès); Cornet a trouvé le bacille de Koch dans les chambres des tuberculeux et Strauss l'a décelé dans le mucus des fosses nasales des étudiants et des infirmiers.

A priori, il ne serait donc pas étonnant qu'un enfant ayant séjourné pendant quelques jours seulement dans une salle de médecine soit rendu plus vulnérable et résiste moins bien aux atteintes infectieuses. Tel enfant entre à l'hôpital, on examine sa salive, on y trouve peu ou pas de micro-organismes pathogènes, en tout cas, leur virulence est trop atténuée; un séjour de plusieurs jours a suffi pour augmenter le nombre et pour exalter la virulence des microbes de la salive.

Cette constatation, faite depuis longtemps pour les pyogènes (1), l'a été également l'an dernier par Müller, dans le service de Heubner, pour le bacille diphtérique : dans une salle infectée par la diphtérie, l'auteur examinait la salive et le fond de la gorge chez tous les enfants venus du dehors et qu'on recevait dans cette salle. Sur 100 enfants indemnes de toute infection buccale, il trouva 24 fois le bacille de Lœffler, dont 6 l'avaient au moment de l'entrée, chez les autres, il ne le trouva que quelques jours et même plusieurs semaines après l'admission.

Maunoir (2), en 1876, sans s'expliquer la cause, cite ce simple fait d'observation, c'est que l'internement des enfants à l'hôpital avant le début de la rougeole produit chez eux une prédisposition à contracter toutes sortes d'infections et en particulier l'infection broncho-pulmonaire.

Le milieu hospitalier favorise les infections d'une autre

(1) De la présence des bacilles diphtériques dans la bouche des enfants hospitalisés, par E Müller. — Jahrb. f. Kinderheilk. 1896. Vol XLIII, p. 54.

(2) Maunoir. Thèse de Paris. 1876.

façon ; les anciens de tout temps accusaient l'encombrement comme une des grandes causes de la mortalité de la
rougeole dans les hôpitaux, et ce fait est tellement vrai
qu'ils constataient que chaque fois qu'on réunissait dans une
même salle des enfants atteints d'une même affection contagieuse, la mortalité était considérable.

L'épidémie de variole qui régnait pendant le siège de
1870 était extrèmement grave ; sur la demande de M. Hervieux,
les varioleux furent isolés en masse : depuis, la mortalité allait
toujours en croissant ; la mortalité, de 14 °/₀ aux mois de
janvier, février et mars, atteint en juillet 23 °/₀. M. Hervieux
expliquait cette gravité croissante par une exaltation déme-
surée du principe toxique. Or, « cette exaltation elle-même
résulte d'une accumulation des doses de poison absorbé,
accumulation facilement explicable par la fusion des atmos-
phères miasmatiques propres à chaque malade (1) ».

Il demande donc la dissémination des varioleux dans les
services généraux en disant : « Sans doute, la dissémination
a quelques inconvénients : mais entre deux maux il faut
choisir le moindre. Or, l'agglomération donne à toute épidémie variolique une impulsion formidable. En élevant l'activité
du poison morbide à sa plus haute puissance, elle rend sa
transmission plus sûre, et plus inévitable. Sa dissémination,
au contraire, en éparpillant sur un périmètre immense toute
l'énergie du fléau, l'atténue, le paralyse et le réduit à néant ».
Ses conclusions furent repoussées, et on eut raison partielle-
ment, car si l'accumulation rend toute infection plus grave
par les passages successifs, la dissémination de ces mêmes
malades dans un milieu infecté les prédisposent à contracter
des infections secondaires : c'est ailleurs qu'il fallait chercher
le remède.

Aujourd'hui nous nous expliquons mieux les désavantages
de l'agglomération ; « l'agglomération des enfants augmente
la virulence des germes, le nombre et la gravité des infections » (2).

(1) Bull. Soc. Méd. Hop. 11 nov. 1870.
(2) Hutinel. Complications broncho-pulmonaires de la rougeole. Presse
médicale, 10 mai 1897.

En effet, l'encombrement, en multipliant les chances de contact, tel l'hôpital et les écoles, favorise de ce fait la contagion et la condensation microbienne. Quelle que soit l'infection, banale ou spécifique, le virus infectieux, en passant d'un enfant à l'autre, trouve sa virulence exaltée ; l'infection transmise sera donc plus sérieuse et plus grave que l'infection causale. Cette exaltation de virulence des microbes, par les passages d'un enfant à l'autre, ne fait que vérifier l'expérience classique des laboratoires. C'est la méthode des passages, si souvent employée dans les inoculations en séries sur les animaux, par Pasteur et ses élèves.

Nous avons souvent constaté ces faits et notre maître M. Hutinel a attiré notre attention sur ce sujet dès le début de l'année. Chaque fois que les pavillons de rougeole étaient encombrés et que le nombre de nouvelles rougeoles ne nous permettait pas de procéder à une désinfection minutieuse de la salle ayant servi à une première série de rougeoles normales et bénignes, les séries consécutives normales au début (en apparence du moins) renfermaient des rougeoles anormales et plus ou moins infectées. Ces faits habituels à l'hôpital se voient également en ville. M. Hutinel (1), dans sa leçon sur les infections broncho-pulmonaires de la rougeole, cite cet intéressant exemple : « Dans une famille de quatre enfants, trois filles et un garçon, ce dernier rapporte un jour la rougeole du collège. Bien que maigre et délicat il guérit vite et sans accidents. Les deux plus jeunes sœurs sont prises 15 jours après ; elles sont déjà plus malades et ne font pas une convalescence franche ; la plus grande fille n'est atteinte qu'après les plus jeunes et elle est beaucoup plus malade qu'elles ; la mère, femme active et vigoureuse, est à son tour victime de la contagion ; elle fait une rougeole de moyenne intensité, mais la fièvre ne tombe pas, la toux augmente et elle est atteinte d'une broncho-pneumonie double, avec pleurésie droite, qui la met en danger, et dont elle n'est pas encore complètement rétablie cinq mois après. »

(1) Loc. cit.

Le milieu hospitalier est donc un milieu infecté et tout enfant ayant passé quelque temps dans une salle de médecine doit être considéré comme un enfant en puissance d'infection ou, permettez-moi l'expression, c'est un enfant « ensemencé ». Or, cet enfant relativement sain (otite, rachitis, etc.) entouré de tous côtés par des agents infectieux, en triomphera le plus souvent par la phagocytose et les autres éléments de défense ; ces agents n'en restent pas moins à titre de saprophytes et à virulence très atténuée le plus souvent à la surface de la peau ou de nos muqueuses accessibles. La rougeole survenant chez ces enfants fournira aux micro-organismes préexistants un excellent milieu de culture ; ils y trouveront toutes les conditions nécessaires pour augmenter de nombre et de qualité ; la rougeole, dans ces conditions, évoluera d'une façon anormale. Ainsi l'observation I est le cas d'un enfant de 17 mois qui fait une rougeole anormale par sa durée et la marche de la température ; cet enfant est resté pendant 15 jours (période d'incubation) aux Enfants-Malades avant de faire sa rougeole.

Sans être absolument affirmatif, mes observations n'étant pas suffisantes, je crois que ces rougeoles, survenues chez des enfants ayant séjourné antérieurement dans une salle commune et relativement sains, seront plus ou moins graves selon que l'enfant se sera trouvé au contact d'enfants peu infectés (dyspepsie, rachitis, etc.) ou très infectés (broncho-pneumonie intestinale).

OBSERVATION I

Rougeole anormale par le séjour de cet enfant à l'hôpital, 15 jours avant l'apparition de la rougeole

Orthlieb J..., né le 13 mai 1896, est amené à l'Hospice des Enfants-Assistés, le 20 novembre 1897. Il est admis à la Crèche.

Le soir même de son entrée, éruption de rougeole et passage au pavillon des contagieux.

Son éruption dure cinq jours et la température n'atteint la normale que le 28 novembre.

Réflexions : Nous citons cette observation pour deux raisons : 1° Le simple séjour d'un enfant dans un service de médecine pendant quelque temps suffit à rendre la rougeole, qui va apparaître, anormale, par la durée ou la forme de l'éruption ou par les infections secondaires favorisées par le milieu infecté dans lequel se trouvait l'enfant avant l'apparition de l'éruption ;

2° Cet enfant, quoique n'étant resté que quelques heures au service de la Crèche, est devenu l'origine d'une épidémie de rougeole extrêmement grave : car, avant que cet enfant n'arrivât à la Crèche, la grippe y régnait déjà, et l'association de ces deux infections, grippe et rougeole, est certainement l'une des plus graves que nous connaissons. Sur vingt-sept enfants isolés au service de la Nourricerie dans deux salles spéciales, plus de la moitié firent des rougeoles infectées et la plupart succombèrent.

2° **Préinfections à la rougeole**. — Chaque fois qu'une maladie microbienne guérit il se produit deux faits anatomiques : 1° l'élimination ou la destruction des germes et de leurs toxines par les organes disposés à cet effet (reins, foie, peau, intestin et glandes salivaires) et par les phagocytes ; et 2° la réparation des lésions anatomiques.

Mais souvent les agents pathogènes de cette infection insuffisamment éliminés, persistent à l'état de microbisme latent dans les cavités naturelles, dans leurs foyers d'origine ou dans les ganglions d'où, à un moment donné, ils pourront, en récupérant leur virulence, entrer de nouveau en lutte avec l'organisme et l'envahir ; ces faits ont été démontrés pour les germes des infections bucco-pharyngée, intestinale broncho-pulmonaire, pour la tuberculose.

Or, la rougeole survenant dans le décours ou évoluant simultanément avec une infection quelconque, offre aux agents pathogènes de ces préinfections des muqueuses modifiées qui favorisent l'envahissement de l'organisme par ces microorganismes en même temps qu'elle en exalte la virulence. L'intervalle qui séparait la préinfection du début de la rougeole était en moyenne de 8-10 jours ; pendant ce

laps de temps la température était à 37° et l'enfant parfaite-
ment bien portant, en apparence du moins. Nous avons des
observations où le nombre des jours séparant la rougeole et
la préinfection a été de 22 : de même que nous avons vu
évoluer successivement ou simultanément les deux maladies. Les observations personnelles, de même que celles que
j'ai compulsées dans les dossiers des années précédentes et
dans les thèses me permettent de poser le principe suivant :

**Quand la rougeole survient chez un enfant infecté,
infection banale (bronchite, entérite ou staphylococcie
cutanée), spécifique (grippe, scarlatine, fièvre typhoïde,
diphtérie) ou chez un enfant en puissance d'infection
(enfant ayant séjourné dans un milieu infecté), que
cette infection soit guérie ou en pleine évolution,
l'apparition de la rougeole détermine la reviviscence
et l'exaltation de virulence des germes de la maladie
préexistante.**

Ainsi, dans le courant de l'année, chaque fois que nous
voyions survenir la rougeole chez un enfant déjà malade ou
ayant séjourné quelque temps en médecine, nous savions à
quoi nous en tenir : cet enfant était isolé dès le début, car
la rougeole dans ces conditions était, dans les cas favorables,
une rougeole anormale, dans les cas graves, une rougeole
surinfectée.

Je désigne sous le nom de rougeole anormale toute rougeole à évolution et à type clinique anormal. Ces anomalies
portent sur l'évolution du cycle fébrile et sur la disposition
et l'intensité de l'éruption ; je ne range pas dans les rougeoles anormales les rougeoles vraiment infectées.

Quelle que soit la gravité de la rougeole dans ces circonstances les irrégularités qu'on peut rencontrer sont les
suivantes : Dans les rougeoles graves, la période prodromique
est nulle dans la pluralité des cas : les catarrhes du début
passent inaperçus surtout dans les cas où la rougeole survient
en pleine évolution de la préinfection ; l'éruption survient
presque d'emblée.

Les anomalies de la période éruptive sont presque constantes ; cependant toute rougeole préinfectée ne s'accompagne

pas forcément d'une éruption modifiée ; j'ai vu plusieurs rougeoles préinfectées avec éruption normale comme début, intensité et distribution consécutive. La distribution topographique dans les 33 cas de rougeoles pré-infectées observées cette année n'a été anormale que trois fois : chez deux enfants l'éruption presque nulle à la face n'existait guère sur le tronc et sur l'abdomen ; les taches confluentes et d'un aspect hémorrhagique occupaient les membres supérieurs dans le sens de l'extension, la face interne et supérieure des cuisses ; peu de chose aux jambes. Au premier abord on aurait pu penser à un érythème infectieux : le diagnostic de rougeole fut pourtant posé grâce à une série de circonstances (séjour des enfants dans une salle où il y avait eu des rougeoles, l'exanthème buccal, la marche ultérieure de la maladie).

Dans le troisième cas l'éruption débuta par les fesses et les cuisses et n'atteint la face que le deuxième jour de l'éruption.

L'intensité de l'éruption est toujours modifiée, tantôt elle est exagérée, tantôt elle est modifiée. L'éruption est parfois tellement intense qu'elle prend un aspect hémorrhagique. Nous n'avons pas vu des rougeoles hémorrhagiques vraies où les hémorrhagies cutanées s'accompagnent d'un état grave et d'hémorrhagies viscérales : nos rougeoles à tendance hémorrhagique que nous avons vues rentrent dans le cadre des rougeoles dites ecchymotiques (Hutinel, Rouger) (1) caractérisées par de petite taches violacées qui se substituent aux macules morbilleuses ; ces taches ne s'effacent pas sous la pression du doigt et persistent dix à quinze jours. Le pronostic n'est pas grave d'une façon générale ; ces éruptions paraissent tenir à une gêne de la circulation cutanée ou générale provoquée par une toux incessante et quinteuse ; elles ne sont pas rares dans la coqueluche associée ou non à la rougeole.

Plus fréquemment l'éruption est pâle et peu développée ; elle « sort mal » ; les parents craignent beaucoup les éruptions avortées dont ils connaissent la gravité.

(1) De la rougeole ecchymotique, par Rouger, Th. Paris, 1896.

Frenkel. — 2.

« Quand la rougeole est secondaire, soit qu'elle éclose
au cours ou dans la convalescence d'une maladie aiguë
sérieuse, soit qu'elle se déclare pendant une maladie chronique ou à la période ultime de celle-ci, on voit, après des
prodromes nuls ou noyés dans les symptômes de la maladie
première, se produire une éruption blafarde, incomplète,
irrégulière dans son évolution comme dans sa distribution et
prenant parfois, d'emblée, la teinte cuivrée du décours.
Alors, atteignant des sujets profondément affaiblis, la rougeole aggrave les mauvaises conditions où ils se trouvaient
déjà et les accidents adynamiques prennent facilement le
dessus » (1).

En dernier lieu vient la température qui, après avoir
oscillé d'une façon anormale pendant 7-8 jours, fait sa défervescence suivie pendant plusieurs jours et de temps à autre
par de légères ascensions thermiques qu'aucune lésion locale
ne peut expliquer.

La gravité de la rougeole préinfectée est tellement constante que je n'hésiterais pas à formuler une autre proposition qui, tout en étant absolue, n'en est pas moins vraie
dans la majorité des cas.

**Toute rougeole anormale ou infectée a été pré-
cédée par une infection antérieure.**

Ce schéma est tellement vrai que notre mortalité a été
de beaucoup diminuée grâce aux mesures prophylactiques
prises chez ces enfants; *dès le début de leur rougeole et malgré
un état général satisfaisant en apparence* (je parle de ces enfants
qui font leur rougeole pendant la convalescence de la
maladie antérieure) *ces enfants étaient isolés* et surveillés avec le
plus grand soin.

Les complications constatées dans ces conditions portaient
dans la plupart des cas sur l'appareil broncho-pulmonaire.
Au mois de novembre 1897, éclate dans presque tout
l'hôpital, chez les grands comme chez les petits, une épidémie de grippe, légère et bénigne par elle-même. Sur ces
entrefaites, il arrive, le 21 novembre, un enfant à la Crèche,

(1) Rilliet et Barthez. Vol. III. p. 19.

enfant venant des Enfants-Malades et qui, le soir de son entrée même, nous fait une belle éruption de rougeole. Bien entendu les vingt-sept enfants de la Crèche, qui furent en contact pendant plusieurs heures seulement avec le petit morbilleux, furent isolés dans deux grandes salles du service de la Nourricerie.

La plupart de ces enfants avaient la grippe caractérisée par une ascension brusque de la température à 39° ou 40°, léger abattement, catarrhe oculaire et pharyngé, toux; le tout durait 1, 3, 4 jours et se terminait par la guérison. Plus de la moitié de ces enfants eurent la rougeole 14, 18 jours après, délai de la période d'incubation; dès le début de la période prodromique l'état général de l'enfant était plus grave qu'il ne l'est d'habitude; avant que l'éruption n'apparût ou le jour même l'enfant était pris d'une toux fréquente, de dyspnée avec température très élevée. L'infection, localisée d'abord aux petites bronches, envahissait les jours suivants le parenchyme pulmonaire; aux râles fins et localisés aux bases s'ajoutaient un ou plusieurs foyers soufflants de broncho-pneumonie. L'évolution de ces infections broncho-pulmonaires a été très souvent fatale, mais moins que nous le croyions; beaucoup de ces infections broncho-pulmonaires duraient 10, 15 jours et même davantage et aboutissaient à la guérison; elles étaient souvent traversées par d'autres accidents tels que la diarrhée, des abcès cutanés, etc.

Une série d'observations qu'on trouvera plus loin dans le texte montrent que, pour qu'une rougeole fasse une broncho-pneumonie il n'est pas indispensable que l'infection ayant précédé la rougeole soit une infection broncho-pulmonaire; l'infection peut être hétéromorphe à condition qu'elle porte son action sur les organes que la rougeole atteint de préférence. Une infection intestinale, cutanée et pharyngée se ravivera et s'aggravera sous l'influence de la rougeole; mais le plus souvent, chez les enfants jeunes surtout, l'infection antérieure ravivée et aggravée s'accompagnait en même temps d'infection broncho-pulmonaire.

L'évolution et le pronostic de ces rougeoles préinfectées varient avec l'état antérieur plus ou moins grave et surtout avec l'intervalle de temps qui sépare le jour de l'éruption de l'infection antérieure.

Tantôt l'enfant contracte la rougeole au milieu d'une bonne santé apparente ; il avait toussé plusieurs jours avant que la rougeole ne débutât : mais, il était guéri de son affection antérieure. La rougeole survenue dans ces conditions sera anormale par ses complications ou par son évolution, mais la tendance à la guérison sera plus fréquente.

Il n'en sera plus de même si le début de la rougeole coïncide avec le début ou la période d'état de l'infection antérieure ; quelle que soit la gravité de la préinfection, l'enfant sera profondément infecté et la terminaison fatale sera le plus souvent rapide.

CAUSES DE LA REVIVISCENCE ET DE L'AGGRAVATION PAR LA ROUGEOLE DES INFECTIONS ANTÉRIEURES

L'influence fâcheuse de la rougeole sur les enfants préinfectés démontrée par les faits d'observations, il nous reste à savoir de quelle façon elle agit.

L'hypothèse qui paraît la plus vraie est la suivante : malheureusement elle ne peut être contrôlée par l'expérimentation, car nous ne connaissons ni le virus morbilleux, ni l'animal susceptible de contracter facilement la rougeole.

La rougeole par elle-même agit en altérant les épithéliums muqueux en général ; en affaiblissant de cette façon ces tissus elle diminue les défenses opposées aux microbes par les cellules à l'état normal et leur fournit un vaste foyer de culture. L'exaltation de la virulence de ces microorganismes par la rougeole (voir chapitre broncho-pneumonie et rougeole) le sera encore davantage dans les rougeoles préinfectées vu les modifications profondes apportées à la vitalité de ces mêmes. muqueuses par les maladies antérieures ; l'exaltation de la virulence de ces microorganismes par les préinfections morbilleuses et la reviviscence de cette virulence par la rougeole expliquent la réapparition des infections antérieures à la rougeole.

En effet, toute maladie antérieure à la rougeole, et de préférence les infections broncho-pulmonaires, mettent l'enfant en état de moindre résistance ; l'exaltation passagère des agents microbiens provoquée par ces infections se trouve réveillée par la rougeole et c'est à cette reviviscence et à l'exaltation de la virulence des micro-organismes des infections antérieures que la rougeole doit ses complications et sa gravité.

Le professeur Richard (du Val-de-Grâce) vient à l'appui de ce que nous avançons plus haut quand il dit : « Ce qui distingue le rougeoleux entre tous les contagieux, c'est sa vulnérabilité exquise à l'égard de presque toutes les infections secondaires ; il est comme dépouillé de ses épithéliums protecteurs et offre un milieu de culture tout prêt à tous les germes ; il peut prendre tous les microbes, il ne faut qu'une condition : c'est qu'ils soient présents... » : or, la rougeole survenant chez un enfant infecté y trouve toutes les conditions nécessaires pour se surinfecter.

Vu la rareté des infections généralisées, la rougeole paraît agir non en favorisant la germination des microbes dans tous les milieux de l'économie, mais agit plutôt en favorisant l'éclosion d'une infection secondaire locale, par le contact direct de ces microbes avec les muqueuses ; suivant leur virulence, l'infection restera locale ou s'accompagnera de septicémie ou de toxhémie.

Les toxi-infections se verront et parfois même d'emblée dans les cas où la virulence du microbe se trouve extrêmement exaltée. Ces conditions nous ont paru surtout réalisées dans les cas de rougeole précédée ou se déclarant en même temps que la grippe.

Ce phénomène d'exaltation et de récupération de virulence de microbes d'une infection sous l'influence d'une autre infection n'est pas spéciale à la rougeole ; il se passe ici ce qu'on voit se produire dans les expériences faites au laboratoire pour favoriser la production d'une infection. Injectez à un lapin sous le flanc ou dans la circulation générale les agents habituels de la suppuration à virulence atténuée ; le plus souvent il ne surviendra rien d'appréciable. Si, au contraire, vous avez préalablement irrité les valvules de l'endocarde, le tissu osseux, etc., vous obtiendrez dans les mêmes conditions expérimentales des endocardites, des ostéo-myélites, etc. C'est de la même façon qu'agissait Max-Schüller quand il réveillait une infection tuberculeuse latente : il exaltait la virulence de ce bacille en même temps qu'il le déterminait à porter son action sur telle ou telle jointure antérieurement traumatisée.

En clinique nous trouvons d'autres maladies spécifiques qui agissent absolument de la même façon que la rougeole vis-à-vis des préinfections.

Les infections secondaires et graves de la scarlatine se verront de préférence chez les enfants dits strumeux ou lymphatiques, dont le tissu lymphoïde du pharynx est altéré. « En effet, les enfants porteurs de grosses amygdales ou de végétations adénoïdes, chez qui tout le tissu lymphoïde de la gorge est dans un état de subinflammation habituelle et de microbisme latent nous ont paru être plus sujets aux complications que les autres. Presque tous les malades chez lesquels la scarlatine n'a pas évolué d'une façon absolument simple présentaient cette particularité (1) ».

· L'an dernier, dans le service de mon maître, M. Comby, à l'Hôpital Trousseau, j'ai vu des cas tout à fait analogues. Celui qui m'a le plus frappé est le suivant : Un garçon de cinq ans est envoyé à l'hôpital Trousseau avec un certificat médical constatant que l'enfant avait le croup. L'enfant avait simplement la scarlatine avec une infection streptococcique de l'arrière-gorge extrêmement grave s'accompagnant d'une adénite sous-maxillaire considérable et d'un tirage intense analogue à celui de la laryngite diphtérique. Cet enfant présentait de très grosses amygdales se touchant complètement ; le nez épaté, les lèvres tuméfiées rappelaient le faciès d'un strumeux ; il guérit.

Pour la diphtérie il est un fait que les enfants (à l'hôpital surtout), dont les amygdales sont grosses, cryptiques et irrégulières, feront plus facilement la diphtérie que d'autres.

Le microbisme latent est constant chez les tuberculeux. Verneuil et ses·élèves eurent le mérite d'attirer l'attention sur la gravité des interventions chirurgicales chez les enfants en puissance de tuberculose ; le traumatisme opératoire a eu souvent pour conséquence de réveiller le bacille de Koch ; la lésion cantonnée dans un tissu était devenue le point de départ d'une granulie ou d'une méningite. Cette année, un

(1) Hutinel et Deschamps. — Antisepsie médicale et scarlatine. Bull. médical, 29 juin 1890, p. 597.

enfant atteint d'adénopathies cervicales, d'origine tuberculeuse, présente une poussée insignifiante d'herpès, localisée aux commissures des lèvres; à l'occasion de cette poussée les ganglions cervicaux augmentent de volume et deviennent douloureux.

Il résulte de ces différents exemples que l'association des deux infections est toujours grave, surtout si les infections associées concentrent leur action sur les mêmes organes.

L'action funeste de la rougeole sur les infections antérieures est plus constante et plus grave que celle des maladies citées plus haut. L'atteinte de tous les épithéliums, le jeune âge auquel la rougeole survient, la fréquence des accidents broncho-pulmonaires d'une gravité exceptionnelle chez les jeunes enfants, sont autant de raisons qui rendent la rougeole préinfectée plus grave que les autres maladies spécifiques.

Je crois pouvoir conclure des faits précédents :

1º Que l'existence d'une infection antérieure est dans la majorité des cas la condition essentielle et la cause fondamentale des accidents ultérieurs de la rougeole. Cette proposition est surtout vraie pour les quatre premières années de la vie.

2º Toute autre maladie spécifique est capable, dans des circonstances spéciales, de provoquer des infections secondaires de même que la rougeole, mais à un moindre degré.

LES INFECTIONS BRONCHO-PULMONAIRES
ET LA ROUGEOLE

Toutes les statistiques indiquent que la mortalité de la rougeole est due dans plus de la moitié des cas aux infections broncho-pulmonaires. Beaucoup d'enfants porteurs de maladies anciennes ne seraient pas morts sans l'intervention de la rougeole ; combien il est fréquent de voir les rachitiques, les hydrocéphales faire de la broncho-pneumonie sous l'influence de la rougeole. Tel enfant atteint d'une tuberculose ancienne mourra suite de rougeole, d'une poussée aiguë tuberculeuse et, plus souvent qu'on ne le croit, d'une broncho-pneumonie banale !

Les anciens auteurs considéraient les accidents broncho-pulmonaires dans la rougeole comme une manifestation de la fièvre éruptive elle-même sur l'appareil broncho-pulmonaire.

Trousseau, après avoir insisté sur la gravité de la broncho-pneumonie dans la rougeole, ajoute que « la broncho-pneumonie rubéolique emprunte à la maladie virulente dont elle est l'expression, un apanage spécifique, contagieux, septique qui augmente sa gravité et sa tenacité. »

Pour Rilliet et Barthez (1), le catarrhe bronchique du début de la rougeole n'a qu'un pas à franchir pour arriver à la bronchite capillaire, à la broncho-pneumonie, à la pneumonie. »

Pour Blache et Guersant (2) la médication antiphlogistique ne rend pas les mêmes services dans les broncho-pneumonies de la rougeole « car les phlegmasies consécutives à la rougeole, étant d'une nature spécifique, s'amendent moins sûre-

(1) Rilliet et Barthez. — Traité des mal. de l'enfance, T. III.
(2) Art. « Rougeole » du Dictionnaire Dechambre.

ment et cèdent avec moins de facilité à l'influence de la méthode antiphlogistique ».

La nature vraie de la broncho-pneumonie dans la rougeole n'est connue que depuis 1887. Bard (1) le premier en s'inspirant des données d'anatomie pathologique générale et des considérations cliniques arriva à considérer la broncho-pneumonie comme indépendante du germe morbilleux et liée à des infections secondaires, transmissibles et contagieuses pour leur propre compte. « Ces complications, dit-il, ne sont nullement les produits immédiats de la maladie première, mais bien au contraire, le fait de véritables additions morbides et de la germination parallèle de plusieurs parasites côte à côte dans un même organisme ».

Gontier (2), dans sa thèse faite sur les conseils de Bard, étudie la nature de la broncho-pneumonie dans la rougeole et arrive aux mêmes conclusions, à savoir que la broncho-pneumonie est une infection secondaire contagieuse par elle-même : la rougeole prédispose aux infections muqueuses en retentissant sur ces muqueuses ; l'isolement collectif des rougeoleux multiplie les chances des infections broncho-pulmonaires ; il recommande en conséquence l'isolement des rougeoles infectées.

En 1889, dans un article publié dans le *Lyon médical*, Bard revient sur le même sujet et aboutit aux mêmes conclusions.

Le professeur Richard (3), en invoquant les mêmes arguments cliniques, exige l'isolement individuel des morbilleux. Le 12 juillet de la même année il revient sur la question de la nature et de la prophylaxie de la broncho-pneumonie. Tandis que le professeur Richard penche surtout pour la nature contagieuse de la broncho-pneumonie et exige comme moyen prophylactique l'isolement des rougeoles infectées, M. Netter considère la broncho-pneumonie comme une

(1) Des caract. anat.-path. des lésions de cause microbienne. — Arch. phys. norm. et pathol. Février 1887.

(2) Gontier. Nature et prophylaxie de la broncho-pneumonie des rubéoliques. Thèse 1889.

(3) Bulletin de la Soc. Méd. Hôp., 22 mars 1889.

auto-infection surtout et sans rejeter complètement l'existence de la contagion de cette infection, il préfère les soins hygiéniques des premières voies respiratoires.

M. le professeur Grancher et M. Sevestre (Revue des mal. de l'enfance 1890, p. 106), reconnaissent la nature secondaire de la broncho-pneumonie et exigent en conséquence l'isolement des rougeoles infectées tout en ne négligeant pas l'antisepsie proprement dite de toutes les régions accessibles et en particulier de la peau, de la bouche et du nez.

Bard (1) en 1891 fait remarquer que la broncho-pneumonie n'est pas toujours postérieure à la rougeole, « il y a des cas assez nombreux où les deux infections sont contemporaines et parallèles et doivent être considérées comme une maladie mixte d'emblée » et recommande en conséquence l'isolement préventif des morbilleux suspects de broncho-pneumonie.

Des faits précédents il résulte un fait admis par tout le monde, à savoir, que la broncho-pneumonie de la rougeole, comme dans toutes les autres maladies, est une infection secondaire ; la contagion et l'auto-infection en sont les deux facteurs essentiels ; tous sont d'accord à isoler ces cas tout en faisant l'antisepsie des cavités buccale, nasale et de la peau.

Le progrès qu'il reste à réaliser et c'est ce que nous faisons à l'hospice des Enfants-Assistés dans le service de notre maître M. Hutinel, c'est d'isoler tout enfant capable de faire de la broncho-pneumonie dans le cours de sa rougeole. Or nous pouvons prévoir les cas de rougeole qui se compliqueront de broncho-pneumonie :

« **Quand un sujet a présenté, antérieurement à sa rougeole, une infection broncho-pulmonaire, celle-ci, alors même qu'elle aurait paru guérie depuis quelques jours, reparaît et présente une sorte de reviviscence au moment où éclate la maladie (2).** »

Tout enfant ayant eu antérieurement à la rougeole une infection plus ou moins grave ou ayant séjourné dans un milieu infecté doit être préventivement isolé.

(1) Revue d'hyg. et de police sanitaire, 1891, p. 393.
(2) Hutinel. — Loc. cit.

Ces recherches bactériologiques ont vérifié, autant qu'elles purent le faire, les faits d'observation clinique.

Les premières recherches, en s'inspirant des idées anciennes, aboutirent naturellement à la découverte du germe de la rougeole dans les foyers de broncho-pneumonie.

Babès et plus tard Cornil et Babès décrivirent un agent pathogène commun à la rougeole et à ses complications broncho-pulmonaires ; il en est de même des recherches de Thaon (1) et de Tobeitz (2).

Plus tard les bactériologistes, de même que les histologistes s'aperçurent que l'aspect anatomique des broncho-pneumonies ne différait guère dans les maladies qui en étaient la cause. Ils finissent par reconnaître que la broncho-pneumonie était une infection secondaire, commune à un grand nombre d'affections, et déterminée par des micro-organismes non spécifiques dans la majorité des cas — car il y a des infections broncho-pulmonaires spécifiques, déterminées par le bacille de Lœffler, par le bacille d'Eberth, par le cocobacille de Pfeiffer (Meunier), etc.

(1) Revue de Méd. 1885.
(2) Arch. f. Kinderheilk. 1887.

NATURE DE LA BRONCHO-PNEUMONIE

Les anciens, pour s'expliquer la fréquence et la gravité des accidents broncho-pulmonaires dans la rougeole, invoquaient dans la majorité des cas « le génie épidémique ». Pour eux ce mot résumait un ensemble de conditions météorologiques vagues (la température froide, la pression atmosphérique, l'humidité) qui rendaient une infection donnée plus fréquente en même temps qu'elles favorisaient sa diffusion et augmentaient sa gravité. Nous sommes d'accord à reconnaître que ces agents agissent, mais elles ne créent pas la maladie de toute pièce.

L'étude de la nature de la broncho-pneumonie consiste à démontrer que : 1° elle est contagieuse, et 2° le rôle et la valeur qu'on doit attribuer à l'auto-infection. Ces deux propositions méritent d'être étudiées de près, car de leur connaissance dépend tout le succès qu'on peut obtenir pour diminuer la gravité de la rougeole dans le milieu hospitalier et même en ville.

I. — La broncho-pneumonie est contagieuse. — La broncho-pneumonie est plus fréquente à l'hôpital qu'en ville parce que les chances de contact sont plus grandes dans le milieu hospitalier. La broncho-pneumonie est une maladie endémique dans les hôpitaux et surtout dans les services des nourrissons. Henoch, frappé par la fréquence de la broncho-pneumonie chez les enfants d'hôpital, enfants atteints des affections les plus variées, dit : « Je n'ai pu me défendre de la pensée qu'il y a ici en jeu un élément infecté absorbé avec l'air de l'hôpital ».

Il n'y a pas que les nourrissons qui prennent facilement la broncho-pneumonie ; Cette année il nous a été donné de voir des épidémies de broncho-pneumonie qui ont éclaté à deux reprises différentes à la crèche et au lazaret ; l'isolement de ces enfants et la désinfection des services contaminés ont suffi pour arrêter la marche et la propagation de l'infection.

Malheureusement ces précautions ne sont pas toujours prises dans les services d'enfants, le plus souvent à cause de l'encombrement. L'an dernier j'ai été souvent témoin des faits suivants : Des enfants nous étaient amenés à la consultation à l'hôpital Trousseau pour des infections souvent banales ; mon maître, M. Comby, avait beau insister sur la gravité que présentait le séjour d'un jeune enfant dans une salle encombrée par des maladies différentes, les parents les y laissaient tout de même.

Ces enfants, couchés dans des lits voisins d'autres où se trouvaient des infectés broncho-pulmonaires, ne tardaient pas à succomber à la broncho-pneumonie. Le pavillon Barrier (enfants de un an à quatre ans) fournissait plus de morts que le pavillon Blache (fillettes), où le nombre des enfants était moindre, où l'espace séparant les lits était plus grand et où les mesures de propreté étaient plus faciles à prendre.

De tout temps on avait constaté la fréquence des infections broncho-pulmonaires dans la rougeole ; ces infections fréquentes chez les rougeoleux disséminés dans les services l'étaient encore davantage chez ceux qu'on réunissait dans des salles spéciales. Pour ceux-ci la proposition de Hervieux reste vraie, non comme il l'expliquait par une sorte de condensation du virus morbilleux mais par le fait de l'aggravation de la rougeole par la broncho-pneumonie survenue chez un de ces malades et qui continuait à infecter ses voisins. Aux Enfants-Malades la mortalité de 27-38 % pendant l'espace 1876-1885 (*rougeoles non isolées*) monte à 40-48 % (*Isolement en masse*). L'isolement en masse favorise non seulement les infections secondaires par contagion successive mais en exalte la virulence par les passages.

Cette année nous avons pu voir qu'une fausse manœuvre consistant à laisser séjourner (par mégarde) une rougeole avec broncho-pneumonie au milieu d'autres rougeoles normales suffisait à infecter la plupart de ces enfants ; l'expérience était pour ainsi dire schématique ; il suffisait de bloquer cette salle pour voir l'épidémie s'arrêter.

Aux mois de janvier et février 1897, il éclate à Thiais une épidémie de rougeole compliquée de broncho-pneumonie ; il nous arrive dans ces conditions une quinzaine d'enfants atteints tous de rougeole et de broncho-pneumonie ; l'épidémie continuait quand M. Hutinel, de retour (M. Hutinel avait été absent pendant un mois) arrête l'envoi des enfants à Thiais; le nombre des rougeoles infectées diminue et au mois de mars il n'y avait plus de trace. Qu'est-ce qu'il était arrivé? C'est que l'enfant transmettait à son voisin sa rougeole et sa broncho-pneumonie; le jour qu'on fit prendre à Thiais quelques mesures hygiéniques, qu'on arrêta l'envoi des enfants afin de prévenir la contagion et de désencombrer l'hospice de Thiais, l'épidémie s'arrêta.

Toute maladie, et plus spécialement l'infection broncho-pulmonaire, représente dans un pavillon de rougeole une source d'infection capable d'infecter les autres sujets en état d'opportunité morbide.

C'est pour ces raisons que les statistiques d'Oyon aux Enfants-Assistés pour la rougeole sont extrêmement mauvaises (mortalité en 1867-1872, 60-81 %); cela tenait à deux raisons : 1° Il s'agissait le plus souvent d'enfants au-dessous de 2 ans, et 2° les rougeoles étaient soignées dans des salles spéciales mais sans isolement des cas infectés. Aux Enfants-Malades et à la même époque, la statistique est meilleure et pourtant les enfants étaient soignés dans les services généraux. A ce propos Oyon montre le grand danger de l'encombrement dans la rougeole; il dit d'ailleurs que les enfants atteints de rougeole et agglomérés dans une salle étaient « les uns pour les autres de véritables foyers d'intoxication »; et plus loin il dit : « quelle différence au contraire, lorsque les sujets peuvent être traités isolément. » Il cite l'exemple de deux petites filles traitées isolément et qui, quoique faibles et rachitiques, ont pu néanmoins guérir contrairement à toute prévision. »

Dans deux épidémies observées l'une par Rilliet à Genève

et l'autre par le docteur Sorel à Pont-de-l'Arche (1), les malades se transmettaient en même temps la rougeole et la broncho-pneumonie ; les villages voisins de l'endroit où existait la broncho-pneumonie, tout en étant frappés par la rougeole, sont à l'abri de cette surinfection ; il n'en est pas de même du lieu où cette infection existe : 17 décès sur 337 par accidents laryngés et broncho-pulmonaires à Pont-de-l'Arche et à Damps, pas un seul décès dans les villages voisins. Parmi les cas cités par le docteur Sorel, il y a à retenir l'observation d'une famille composée de 5 enfants, dont 4 sont morts d'infection laryngée et broncho-pulmonaire.

Le premier, âgé de 8 ans, prend la rougeole et guérit.

Le second frère, 5 ans 1/2, rougeole et broncho-pneumonie, qui dure 5 jours, et meurt le 24 mars.

Le 3e, 4 ans, le 4e, 2 ans, le 5e, 5 mois, meurent le 5, 6, 7 avril, d'accidents laryngés et broncho-pulmonaires.

La contagiosité de la broncho-pneumonie est encore plus évidente dans le rapport du Dr Beaujolin sur une épidémie de rougeole ayant régné en 1888 à Saint-Symphorien-sur-Loire (2).

« L'épidémie dont il est question avait un caractère d'universalité, mais en même temps elle se montra très clémente. Les cas sont bénins, les décès très rares ; j'en ai cependant observé quelques-uns, presque tous dus à la broncho-pneumonie et ayant montré un caractère tout spécial d'une contagion évidente.

» Vers la fin de mars, j'étais appelé au hameau de la Mallevonière, auprès d'une petite fille de 10 ans, atteinte de rougeole avec broncho-pneumonie grave à forme maligne. L'enfant succombe rapidement. Son petit frère, âgé de 4 ans, était en convalescence d'une rougeole contractée avant celle de sa sœur. Trois jours après la mort de cette dernière il est atteint de broncho-pneumonie et meurt à son tour. Une voisine était venue veiller les petits malades. Sa fille, âgée de

(1) Normandie médicale, juin 1888.

(2) Extrait du *Lyon médical*, 13 janvier 1889.

10 ans, était arrivée à la fin de la desquamation ; quelques jours après, broncho-pneumonie qui guérit, mais sa cousine germaine, habitant la même maison, est frappée presque en même temps et succombe.

» La pneumonie se propage dans une ferme située à 200 mètres et dont les habitants avaient souvent voisiné. Trois enfants sont atteints et un petit garçon succombe. La belle-sœur du fermier vient aider ses parents pendant 24 heures ; elle habite un hameau situé à 3 kilomètres. Quelques jours après je suis appelé auprès de deux de ses enfants et je retrouve une rougeole avec broncho-pneumonie.

» Et depuis j'observe 3 cas nouveaux et semblables dans les fermes du voisinage. Les enfants, après bien des alternatives, résistèrent finalement. L'affection avait perdu l'allure foudroyante des premiers jours. »

Il m'a paru intéressant de rapporter en détail ces faits remarqués un peu partout et qui prouvent, fait d'ailleurs admis par presque tous les médecins, que la broncho-pneumonie est contagieuse.

Elle l'est encore davantage pour les rougeoleux et l'apparition d'une série de rougeoles au déclin d'une épidémie où les complications broncho-pulmonaires étaient fréquentes, revivifie et aggrave ces complications. Nous verrons plus loin combien cette proposition est vraie à propos de l'association de la grippe et de la rougeole ; ces faits ne font que vérifier ce que nous voulons prouver, à savoir, que tout enfant infecté fera une rougeole compliquée.

Les résultats heureux obtenus par l'isolement des rougeoles avec infection broncho-pulmonaire démontrent le rôle que joue la contagion dans la dissémination de cette infection.

Comment se transmet-elle ?

Par les produits de sécrétion lacrymale, nasale et buccale (Prof. Richard) et par l'intermédiaire de l'air. Ce fait est discutable.

La transmission directe de la broncho-pneumonie est très vraisemblable. Germano (1) a montré que le streptocoque, le

(1) De la transmission des maladies infectieuses par l'air (Zeitsch. f. Hyg. u. Infections, Krankheiten 1897, n° 1, p. 67, vol. XXVI).

pneumocoque et le bacille typhique résistaient à la dessiccation dans divers milieux (vêtements poussières, sable) et que la virulence de ces micro-organismes était suffisante pour que les infections streptococciques, pneumococciques et éberthiennes soient transmises par l'air.

Selon M. Grancher, la contagion se fait d'une façon indirecte surtout, par tout ce qui approche et qui touche l'infecté : médecin, infirmière et objets. C'est sur ces principes que M. le professeur Grancher a fait isoler les enfants infectés par l'intermédiaire du grillage tout en faisant désinfecter avec soin tout ce qui approche le petit malade : changement de blouse et lavage des mains pour les personnes qui ont touché le sujet, désinfection des ustensiles et des objets dont s'est servi le petit infecté.

Le système des box vitrés imaginé par notre maître M. Hutinel en 1891 (ceux du service des Douteux de l'hôpital des Enfants-Malades ont été faits après), à l'hospice des Enfants-Assistés, rend l'isolement encore plus parfait tout en permettant aux enfants de se voir ; la surveillance en est très facile.

Ces séries de moyens ont donné d'excellents résultats pour toutes les infections en général et spécialement pour les infections broncho-pulmonaires.

Le rôle de l'auto-infection dans l'étiologie de la broncho-pneumonie

La présence des agents pathogènes de la broncho-pneumonie dans la cavité bucco-pharyngée et dans les voies respiratoires plaide en faveur de la broncho-pneumonie par auto infection.

Pasteur découvre le premier le pneumocoque dans la salive d'un enfant enragé ; la nature de ce micro-organisme ne fut connue que deux ans après (Talamon).

M. Netter signale le premier le pneumocoque dans les

fosses nasales des sujets sains (1). M. Netter (2), dans une série de recherches ayant pour but de déterminer la fréquence de certaines bactéries dans la cavité bucco-pharyngée des sujets sains, arrive à établir la moyenne suivante.

Les examens ont porté sur la salive de 127 enfants sains :

Le pneumocoque lancéolé	15,5 à 20 fois sur 100
» streptocoque pyogène	5,5 »	»
» bacille encapsulé de Friedländer.	4,5 »	»

Les staphylocoques pyogènes d'une façon presque constante.

Les examens de von Besser (3) portèrent sur le mucus des fosses nasales et des sinus voisins ; sur le mucus du larynx et des bronches. Dans les cavités nasales et sur 81 cas, il trouva :

Le pneumocoque.	14 fois
» staphylocoque doré	14 »
» streptocoque	7 »
» bacille de Friedländer. . .	2 »

Sur cinq examens du mucus du larynx (= 3-4 h. post-mortem) :

Streptocoque	5 fois
Staphylocoque doré . . .	3 »

et trois variétés non pathogènes.

Le nombre des microrganismes est moins considérable dans le mucus bronchique. Sur dix cas, il rencontre :

Le pneumomocoque. . . .	3 fois
» staphyl. doré	3 »
» streptocoque.	2 »
» bacille de Friedländer .	1 »

et trois variétés non pathogènes.

Sur deux cas et dont les poumons étaient absolument

(1) Soc. anat. 10 février 1888.

(2) Du microbe de Friedländer dans la salive. — Soc. de biologie, 24 déc. 1887. — Du streptoc. pyog. dans la bouche des sujets sains. Soc. de biologie, 27 juillet 1888. — Microbes pathog. contenus dans la bouche des sujets sains, Revue d'hygiène, 1889.

(3) Ueber die Bakterien der normalen Luftwege; Ziegler's Beiträge, Bd. VI, 1889.

sains, il trouva parmi d'autres espèces inoffensives du pneumocoque et du staphylocoque doré virulents.

Claisse a également trouvé à la surface de la muqueuse respiratoire et chez des enfants dont l'appareil pulmonaire était indemne, une série de bactéries, dont le nombre diminuait au fur et à mesure qu'on s'approchait des extrémités bronchiques.

Dürck (1), dans un travail des plus documentés sur la nature et l'histologie de la broncho-pneumonie infantile, après avoir étudié les agents pathogènes de cette infection (v. plus loin), examine également au point de vue bactériologique les poumons de 13 enfants non atteints de pneumonie et morts d'affections différentes. Dans tous ces cas les poumons se montraient à l'œil nu et au microscope indemnes de toute localisation inflammatoire; il n'a pas trouvé une seule fois l'organe dépourvu de microbes. Parmi ces 13 cas on trouva :

Le pneumobacille de Friedländer . .   1 fois
   » pneumocoque . . . . 12 »

à savoir, deux fois seul et associé :

Avec le streptocoque . . . . 1 fois
   »   staphylocoque. . . . .   »
   »   pneumobacille. . . . .   »
   »   bacterium coli. . . . .   »
   »   pneumobacille et bacterium coli. . . . . . .   »
   »   staphylocoque et bacterium coli. . . . . . .   »
   »   streptocoque et pneumobacille. . . . . ,   »
   »   streptocoque et staphylocoque. . . . .   »
   »   pneumobacille et staphylocoque. . . . .   »
   »   streptocoque et pneumobacille et staphyloc. .   »

Il examina également le contenu microbien des poumons normaux de 15 animaux immédiatement après l'abattage; une seule fois les cultures restèrent stériles, dans les quatorze autres cas, les bactéries pathogènes citées plus haut et d'autres furent trouvées.

Le poumon n'est donc pas stérile comme on le croit ; il

(1) Studien ueber die Aetiologie und histologie der Pneumonie im Kindesalterund der Pneumonie im Allgemeinen. — Deutches Archiv für Klinische Medicin. Bd. 58, 1897, p. 368-444.

existe à la surface interne de l'appareil broncho-pulmonaire
de nombreux germes qui y parviennent sans doute par les
voies aériennes. Ces agents, de même que ceux de la
bouche, habituellement dépourvus de virulence dans la
salive des sujets sains (Netter), augmentent de virulence et
de nombre sous l'influence de la rougeole : cette exaltation
presque constante d'après Méry et Boulloche et d'après
Barbier, serait dans la majorité des cas l'origine des infections broncho-pulmonaires de la rougeole.

Méry et Boulloche (1) ayant examiné la salive des qua-
rante-huit enfants atteints de rougeole et celle de vingt
enfants atteints d'affection autre que celle des voies respiratoires ont trouvé que le pneumocoque et le streptocoque,
agents habituels de la broncho-pneumonie, se rencontrent
deux fois plus souvent dans la salive des rougeoleux que
dans celle des sujets sains ; cette différence est encore beaucoup plus sensible pour le streptocoque.

	Salive normale	chez un morbilleux
Streptocoque.	7 % .	33 %
Pneumocoque	15 %	29 %

L'évolution de la rougeole dans les cas où le résultat a
été positif a été plus souvent compliquée. Sur vingt-et-un
enfants avec résultat positif, il y a eu trois décès par infection broncho-pulmonaire ; sur vingt-trois à résultat négatif
il n'y a eu que deux décès — différence peu sensible !
Barbier (2) a trouvé à la surface des muqueuses lacrymale,
nasale et pharyngée des micro-organismes qui, à l'occasion
de la rougeole et dans certaines circonstances, peuvent devenir pathogènes. L'ensemencement des sécrétions lacrymales
des 60 malades a donné surtout du staphylocoque blanc, plus
rarement le streptocoque.

L'ensemencement des mucosités buccales a donné surtout
du streptocoque ; il y a rencontré le pneunocoque, les staphy-

(1) Rech. bactériol. sur la salive des enfants atteints de rougeole. — Revue
mensuelle des maladies de l'enfance, 1891.

(2) La rougeole. — Collection Debove-Charcot, 1892.

locoques, une streptobactérie, un bacille rappelant le bacille diphtérique, etc.

La présence de ces agents à l'entrée et au niveau des voies respiratoires est donc une menace perpétuelle pour l'appareil broncho-pulmonaire; les moyens de défense dont il dispose à l'état normal, le mucus nasal et bronchique, l'épithélium, les cils vibratiles des cellules épithéliales de la trachée et des bronches, l'action phagocytaire des cellules alvéolaires, etc., ces moyens triomphent de ces agents pathogènes chez le sujet sain.

Pour que l'infection broncho-pulmonaire se produise il faut donc d'une part l'exaltation de la virulence de son agent pathogène et d'autre une série de conditions ayant pour but de modifier nos moyens naturels de protection et de livrer au microbe un terrain propre à son développement.

La rougeole réalise toutes ces conditions et pourtant combien elle est différente à l'hôpital et en ville, dans le premier cas la rougeole est très souvent compliquée, elle ne l'est guère en ville.

Pour finir, je dirai donc que la broncho-pneumonie dans le cours de la rougeole est plus fréquente à l'hôpital qu'en ville, 1° parce que les chances de contagion y sont plus grandes et 2° parce qu'en général les enfants des hôpitaux sont des infectés et nous avons vu plus haut combien les rougeoles préinfectées sont graves; le rôle des infections antérieures dans l'étiologie de la broncho-pneumonie est aussi vrai et aussi manifeste en ville qu'à l'hôpital.

OBSERVATION II

Rougeole compliquée de broncho-pneumonie chez un enfant ramené de Thiais dans la même voiture en même temps que deux autres rougeoleux et trois broncho-pneumoniques non rubéoliques.

Policart Berthe, née le 8 mai 1896, admise à la Crèche des Enfants-Assistés le 27 novembre 1897 et envoyée à Thiais le 9 décembre. Revient le 18 décembre: en même temps que cette enfant on ramène 2 autres rubéoleux et 3 broncho-pneumoniques sur lesquels il en est mort deux.

18 décembre. Signes de catarrhe suffocant, éruption de rougeole débute.

19. Éruption confluente de rougeole; R = 70 : P = 156: T = 40°.

20. Petits points de teinte hémorrhagique aux membres inférieurs, état bronchique analogue.

22. La température, normale, le matin, remonte à 40° dans la journée : pouls rapide, presque insensible : dyspnée excessive, râles fins disséminés.

23. Respiration presque abolie à droite avec persistance de la sonorité à la percussion : râles très fins sur un fond soufflant à la base gauche. P = 172 filiforme : orthopnée, asphyxie.

28. Enfant paraît mieux : température normale : râles et souffles persistent, respiration plus libre.

2 janvier. Ascension thermique; Signes de broncho-pneumonie gauche. La température continue à monter ; atteint 41° dans le cours des journées suivantes. Les signes fonctionnels des plus accusés; les signes physiques se généralisent ; la broncho-pneumonie est double.

Décédée le 6 janvier.

Autopsie. — Pas de tuberculose : broncho-pneumonie double.

Réflexions. — Sur les 6 enfants qui s'infectèrent simultanément à Thiais et qui revinrent ensemble à Paris, 5 sont décédés. La gravité de la rougeole a été la broncho-pneumonie précoce, survenue le jour ou la veille de l'éruption. Quelle a été l'origine de la broncho-pneumonie dans ces circonstances ? C'est indubitablement la contagion des rubéoleux par les broncho-pneumoniques non rubéoliques. Cette contagion a pu se faire à Thiais même pendant que les uns et les autres étaient en incubation, les uns de leur fièvre éruptive, les seconds de leur infection bronchique ; le contact plus rapproché et pendant plusieurs heures dans la même voiture n'a pu que rendre la contagion plus complète. Le rôle des voitures dans la dissémination des fièvres éruptives est d'ailleurs connu depuis longtemps ; M. Netter (1) a insisté avec raison sur le rôle que joueraient les voitures d'école dans la propagation des fièvres éruptives.

(1) Comptes rendus de la Société clinique, 1890.

Les agents pathogènes de la broncho-pneumonie dans la rougeole

Les premières recherches faites sur la broncho-pneumonie rubéolique établissent que ces infections sont provoquées par le virus morbilleux lui-même (Babès, Thaon, etc.)

Plus tard Morel (1) et Guarnieri (2), tout en établissant que
ces lésions sont le résultat d'une infection secondaire, consi-
dèrent la broncho-pneumonie de la rougeole comme une
infection streptococcique ; Morel y trouve plus rarement le
staphylocoque.

Il faut arriver aux mémoires de Weichselbaum, de
M. Netter et de Dürk pour ne citer que les principaux, pour
se rendre compte que l'infection broncho-pulmonaire de la
rougeole est provoquée par les mêmes micro-organismes que
ceux de toute broncho-pneumonie, quelle que soit la maladie
provocatrice.

Le travail de Weichselbaum (3) est le premier travail
sérieux sur la bactériologie des broncho-pneumonies. Son
mémoire résume l'histoire des 27 cas de broncho-pneumonie.
Les résultats furent les suivants ; parmi les agents microbiens
il rencontra :

> Le pneumocoque ;
> Le streptocoque :
> Le bacille encapsulé de Friedländer ;
> Le staphylocoque.

Le micro-organisme le plus souvent rencontré fut le pneumocoque ; les formes anatomiques étaient les mêmes quelque fût le microbe ; il ne paraît y avoir aucun rapport entre
la lésion et le microbe causal.

Dans le travail de Queissner (4) on trouve l'examen bac-

(1) Bull. Soc. anat., p. 297. 1890.
(2) Bull. Acad. med. di Roma 1887. N° 6.
(3) Ueber die Aetiologie der acuten Lungen und Rippenfelen. entzün-
dungen. — Wiener Med. Jahrb. 1886.
(4) Zur Aetiol. u. pathol. Anat. der Kinderpn. — Jahrbuch f. Kinderheilk.
Bd. XXX. S. 277. 1889.

tériologique de huit broncho-pneumonies dont quatre survenues au cours de la rougeole. Le pneumocoque était toujours présent : 4 fois seul, 2 fois associé au streptocoque et 2 fois au staphylocoque. La broncho-pneumonie était disséminée et lobulaire dans les cas où le pneumocoque fut trouvé à l'état pur.

Les recherches de Neumann (1) portent sur 16 cas survenus chez des enfants âgés de moins de trois ans. Sur les seize, neuf étaient post-rubéoliques, sept des rachitiques. Il rencontre le pneumocoque 10 fois. Dans la rougeole le pneumocoque presque constant : seul ou associé aux streptocoque et staphylocoque doré.

Banti (2) (de Florence) étudie huit broncho-pneumonies dont quatre chez l'enfant ; il trouve trois fois le pneumocoque et une fois le staphylocoque doré. L'infection staphylococcique affectait le type pseudo-lobaire, celle à pneumocoques le type lobulaire à noyaux disséminés.

Finkler (3), sur sept broncho-pneumonies infantiles dont trois rubéoliques, trouve dans les :

3 cas avec rougeole
{ le streptocoque pur
{ et staphylocoque
{ le staphylocoque pur

Et dans les autres 4,
le pneumocoque 3 fois
{ 1 fois seul
{ 1 fois associé au streptocoque
{ 1 fois associé au staphylocoque

et 1 fois le pneumobacille associé au streptocoque.

Mosny fait ses recherches sur 15 cas de broncho-pneumonie dont 7 rubéoliques, 5 diphtériques et 3 dites primitives. Dans les 7 broncho-pneumonies rubéoliques il trouva :

Le streptocoque pur . . . . 3 fois
»   associé au pneumocoque . 2 fois
»   »   pneumobacille . 1 fois

(1) Bakteriol Beiträg. zur Actiol. der pn. im Kindesalter — Jahrb. t. Kinderheilk. Bd. XXX. S. 233. 1889.
(2) Sul etiologia del pneumonia acuta sperimentale, 1890.
(3) Die acuten Lungenentz. als Infections Krankheiten, 1891.

Le pneumobacille seul . . . . 1 fois

Le pneumocoque seul . . . . 1 fois

Tandis que pour la plupart des auteurs cités plus haut le type anatomique de la broncho-pneumonie était tout à fait indépendant de la nature du microbe, Mosny, au contraire, attribue aux deux formes fondamentales de la broncho-pneumonie une origine bactérienne différente. Le type lobulaire est toujours une infection streptococcique ; le type pseudo-lobaire, qu'il rapproche de la pneumonie franche, est toujours dû au pneumocoque. Ces conclusions sont aujourd'hui complètement rejetées.

En 1892 apparaît un travail très documenté et le plus important de l'époque ; c'est le mémoire de M. Netter sur la bactériologie de la broncho-pneumonie chez l'adulte et chez l'enfant (1).

Ses recherches portent sur 95 broncho-pneumonies dont 42 chez des enfants. Ses prises furent toujours faites à l'autopsie, c'est-à-dire 24 heures au moins après la mort. M. Netter considère même les ensemencements du vivant du malade comme insuffisants, « les examens multiples sont impossibles lorsque l'on s'adresse au suc retiré du poumon du vivant du malade. »

M. Netter ne porte ses recherches que sur les 4 espèces bactériennes citées plus haut. Sur les 42 cas, 25 sont mono-microbiennes et 17 polymicrobiennes. Le pneumocoque prédomine dans la variété monomicrobienne; le streptocoque, au contraire, se trouve plus souvent dans la variété polymicrobienne et paraît prédominer chez les enfants très jeunes.

Les maladies causales ne paraissent avoir aucune influence sur la nature bactérienne de l'infection broncho-pulmonaire ; dans la rougeole, de même que la plupart des auteurs, il a rencontré dans les foyers broncho-pulmonaires tous les microbes capables de provoquer cette infection (M. Netter n'en cite que les quatre variétés étudiées par Weichselbaum et autres).

(1) Étude bactér. de la broncho-pneumonie chez l'adulte et chez l'enfant. — Arch. de méd. expérim. et d'anat. pathol. 1892. N° 1.

Renard (1) étudie la broncho-pneumonie d'origine intestinale. Sans être aussi absolu que M. Lesage (2), qui prétendait
que toutes les infections broncho-pulmonaires consécutives
à une infection intestinale dépendaient exclusivement du
bacterium coli virulent, Renard et Gastou distinguent deux
cas :

1° Les broncho-pneumonies provoquées par l'action directe
du bacterium coli: elles sont exceptionnelles, et 2° dans la
majorité des cas, la broncho-pneumonie survenue chez des
enfants avec infection intestinale est due aux micro-organismes contenus normalement dans les voies respiratoires
et dont la virulence se trouvera exaltée par les sécrétions
du bacterium coli commune.

Sur 26 cas de broncho-pneumonie d'origine intestinale,
16 étaient monomicrobiennes, 5 polymicrobiennes et 5 furent
stériles.

$$16 \text{ monomicrobiennes} \begin{cases} \text{le pneumocoque} & 8 \text{ fois} \\ \text{— staphylocoque} & 3 \text{ —} \\ \text{— bacterium coli} & 3 \text{ —} \\ \text{— bacille de Friedländer} & 2 \text{ —} \end{cases}$$

$$5 \text{ polymicrobiennes} \begin{cases} \text{le pneumocoque + staphylocoque} & 2 \text{ fois} \\ \text{— \quad\quad + bacterium termo} & 1 \text{ —} \\ \text{— staphylocoque + coli} & 1 \text{ —} \end{cases}$$

Hermann Dürck, dans un travail des plus documentés,
(v. indication bibliographique), a également étudié la bactériologie de la broncho-pneumonie infantile. Nous tenons à
rapporter la manière dont il faisait ses recherches.

Il pratiquait l'autopsie 36 heures au moins après la mort:
les ensemencements sur gélose, de même que les inoculations,
il les faisait avec un bouillon dans lequel il avait préalablement dissocié un fragment de tissu pulmonaire d'environ
2 c. c. et pris autant que possible à la périphérie du poumon.

Sur 41 cas, les cultures et les inoculations restèrent
stériles deux fois seulement: encore dans un de ces cas les
coupes renfermaient de nombreux diplocoques.

(1) Contrib. à l'étude des broncho-pn. infectieuses d'origine intestinale chez
l'enfant. — Th. Paris, 1892.

(2) Soc. méd. des Hôp., 22 janvier 1892.

Sur les 39 qui restent les microbes se répartissent de la façon suivante :

Le pneumocoque	33 fois	84,61 %
» streptocoque.	14 »	35,90 »
» staphylocoque	21 »	53,59 »
» pneumobacille.	12 »	30,76 »
» bacille diphtérique.	11 »	28,20 »
» bacterium coli commune . .	2 »	5,12 »
» bactéries saprophytes	8 »	20,31 »

L'infection fut toujours polymicrobienne, sauf dans trois cas ; le pneumocoque presque constant était associé (sauf 1 cas où il était seul) à toutes les variétés microbiennes citées plus haut.

Dans quelques cas de broncho-pneumonie rubéolique avec ou sans diphtérie le pneumocoque prédomine toujours associé aux pyogènes (streptocoque et staphylocoque), au bacille de Lœffler et au pneumobacillus; toutes ces formes étaient polymicrobiennes.

De même que M. Netter, Dürck n'établit aucune relation entre le résultat de l'examen bactériologique et la maladie causale ; le bacille diphtérique ne se trouve guère que dans les pneumonies qui surviennent à la suite de la diphtérie.

Il n'y a également aucun rapport entre le type anatomique, les caractères histologiques de l'exsudat et la nature de la bactérie pathogène.

Notre excellent ami, M. Meunier, chef de laboratoire du service de M. Hutinel, a bien voulu nous remettre l'examen bactériologique pratiqué sur 78 broncho-pneumonies survenues dans le cours de différentes maladies.

Les ensemencements ont été faits 29 fois avec du suc pulmonaire pendant la vie et 49 fois après la mort.

Les prises pendant la vie ont été faites à des époques variables de la maladie ; la technique est celle qu'il a employée pour l'étude du bacille de Pfeiffer (1) : « nous la

(1) Meunier, Dix cas de broncho-pneumonies infantiles dues au bacille de Pfeiffer. — Arch. gén. de Méd. Février et mars 1897.

pratiquons avec une longue et fine aiguille montée sur
une seringue de Strauss-Collin ; la ponction est faite au
niveau du foyer broncho-pneumonique révélé par l'auscultation, et toujours à travers la *surface stérilisée d'une
pointe de feu* ; l'aiguille est enfoncée de trois ou quatre
centimètres et l'aspiration faite lentement, à vide faible :
Tantôt on voit sourdre dans la partie inférieure de la
seringue quelques gouttes de sang qui sont ensemencées
telles qu'elles ; tantôt la ponction paraît négative, mais dans
ce cas, il reste toujours dans l'aiguille une gouttelette de
suc pulmonaire que l'on fait sourdre à la pointe et qu'on
ensemence sur milieu spécial.

Nous tenons à dire que ces ponctions ne sont pas
douloureuses et qu'elles n'ont jamais présenté le moindre
inconvénient ».

Le moment des ensemencements cadavériques a varié
dans les limites suivantes :

1/4 d'heure à 1 heure après la mort	9	fois
1 heure à 4 heures ». . »	9	»
4 » à 12 » » »	11	»
12 » à 24 » » »	9	»
24 » à 36 » » »	7	»
Heures non mentionnées	4	»

Les prises étaient faites souvent à travers la paroi thoracique, immédiatement après la mort, en stérilisant le trajet
par une pointe de feu ; à l'ouverture du thorax, on pratiquait les ensemencements avec une pipette, après avoir
stérilisé la surface ; souvent on incisait le poumon avec un
instrument flambé et on ensemençait ensuite le pus des
bronchioles qu'on fait sourdre à la surface des coupes par
pression latérale. Ce sont les procédés que nous employons
couramment dans le service de M. Hutinel.

Les résultats fournis par ces examens sont les suivants :

I. — Ponctions pulmonaires pendant la vie : 29 cas

Résultat négatif. 12 fois.

Résultat positif. 17 fois
- Cultures unimicrobiennes . . 11 fois
  - Staphyloc. . 1 fois
  - Pneumoc. . 1 »
  - Pfeiffer . . . 9 »
- Cultures polymicrobiennes . . 6 fois
  - 2 espèces. . 4 »
  - 3 » . . . 2 »

II. — Ensemencements cadavériques du poumon : 50 fois

Résultat négatif. 1 fois (?)

Résultat positif. 19 fois
- Cultures unimicrobiennes . . 11 fois
  - Staph. doré. 2 fois
  - » blanc 2 »
  - Streptocoque 3 »
  - Colibacille . 2 »
  - Pfeiffer. . . 2 »
- Cultures polymicrobiennes . . 38 fois
  - 2 espèces. . 12 »
  - 3 » . . 14 »
  - 4 » . . 5 »
  - 5 » . . 5 »
  - 6 » . . 1 »
  - 7 » . . 1 »

STATISTIQUE :

PONCTIONS PULMONAIRES	UNIMICROBISME	POLYMICROBISME
Vivant	64.7 %	35.3 %
Cadavre	20.2 %	77.5 %

Il résulte de ces examens que si l'on se contentait de rechercher l'agent microbien d'une infection broncho-pulmonaire, toujours après la mort, on risquerait dans plus de deux tiers de cas de trouver une infection polymicrobienne; les résultats obtenus pendant la vie et surtout au début de l'infection font rencontrer au contraire, dans plus de la moitié des cas, un micro-organisme, il s'agit d'une infection unimicrobienne. Les prises pulmonaires faites à des époques différentes (dans la plupart des cas après la mort) par les bactériologistes expliquent les résultats différents obtenus par chacun.

Tableau clinique des infections broncho-pulmonaires de la rougeole.

Quoique l'étude clinique des accidents broncho-pulmonaires ne rentre pas dans le cadre de mon travail, je ne
peux pas m'empêcher d'attirer l'attention sur quelques faits
qui m'ont frappé en suivant les petits malades atteints de
rougeole compliquée de broncho-pneumonie. Il y a une forme
clinique surtout que je me propose d'étudier en détail, forme
peu détaillée dans les ouvrages et d'un diagnostic parfois
extrêmement difficile : c'est la broncho-pneumonie subaiguë,
appelée avec raison par notre maître la broncho-pneumonie
pseudo-tuberculeuse.

I. Infection bronchique suraiguë ou catarrhe suffocant. — Le
début du catarrhe suffocant a toujours coïncidé dans nos observations avec la veille ou le jour de l'éruption même.
Dans nos observations, l'enfant était le plus souvent atteint
de grippe au moment où débutait la période prodromique de
la rougeole ; tel fut le cas de l'enfant Seguin, dont on trouvera plus loin l'observation (XVIII) qui, soignée en médecine
pour de la grippe et une bronchite banale, est prise dès le
deuxième jour de son séjour dans le service de médecine
d'une dyspnée des plus violentes et s'accompagnant de l'ensemble de symptômes qui caractérisent le catarrhe suffocant.
Tels furent également les cas de Désiré Olivier et de sa sœur
qui, le même jour, sont pris de catarrhe suffocant et font le même
jour leur éruption de rougeole : ces 2 derniers cas nous ont
laissé pourtant un doute dans notre esprit. L'examen du
sang de la circulation générale et de celui du poumon resta
stérile pour les deux ; l'autopsie ne put être faite. S'agissait-
il d'une infection bronchique suraiguë déterminée par le
Pfeiffer exalté par la rougeole, comme tout paraît le faire
croire ? Ou s'agissait-il au contraire d'une granulie ? Nous ne
saurions nous prononcer.

Le catarrhe suffocant dans nos observations a toujours été
remarqué chez les enfants rubéoliques âgés d'au moins 5 ans.

Le début n'est pas toujours aussi brutal ; souvent l'enfant tousse plusieurs jours avant que sa rougeole n'apparaisse, il joue, se nourrit, son état général n'est guère inquiétant : l'éruption apparaît, et dès le lendemain ou même plus tard apparaissent une série de signes qui marquent le début du catarrhe suffocant.

Ceux qui ont vu et observé cette infection savent combien les allures et l'évolution en sont redoutables. La température généralement très élevée s'accompagne d'une dyspnée des plus intenses et d'une toux fréquente, quinteuse et sèche (l'enfant n'expectorant pas) ; la respiration est des plus pénibles, malgré tous les moyens dont use l'enfant pour faire pénétrer le plus d'air dans sa poitrine. La circulation est des plus défectueuses : le pouls filiforme et petit est extrêmement rapide (140-160) ; les lèvres et la face sont tantôt pâles, tantôt elles prennent une teinte violette ; les extrémités sont froides et cyanosées.

A l'auscultation on entend en arrière et aux bases un mélange de râles fins mêlés de gros râles humides ; plus rarement le murmure vésiculaire est affaibli comme si les bronches obstruées par du pus ne laissaient guère pénétrer d'air dans les alvéoles, d'autres fois et plus souvent qu'on ne le croit les signes locaux presque nuls coïncident avec un état général des plus graves : l'autopsie démontre en effet que ce n'est pas aux lésions bronchiques très limitées qu'on peut attribuer la dyspnée, l'hyperthermie et cette angoisse terrible constatées pendant la vie. Dans ces cas il faut vraiment se rendre à l'évidence et considérer ces cas comme le résultat d'une auto-intoxication ou d'une véritable septicémie dont le streptocoque est souvent l'agent habituel (Hutinel et Claisse), d'autres fois le bacille de Pfeiffer (Meunier).

L'évolution de cet accident redoutable de la rougeole est le plus souvent fatale ; sur 6 cas observés un seul a de la tendance à guérir — je dis a de la tendance, car actuellement encore cette enfant se trouve dans le service ; le stade initial, catarrhe suffocant, se trouve remplacé maintenant par une pluie de râles gros et humides avec état général médiocre et une température à 38°. .

Dans les cas où la mort survient, tous les signes cités plus haut ne font que s'aggraver, les troubles circulatoires sont de plus en plus marqués, la dyspnée avec tirage épigastrique et gonflement énorme des veines du cou, persiste jusqu'à la fin ; la disparition de la toux et la respiration de Cheyne-Stokes indiquent l'approche de la mort.

Le pronostic est extrêmement grave : 22 sur 24 (Trousseau) ; 26,7 o/o dans l'épidémie des soldats rapportée par Collin ; 5 sur 6 dans nos observations personnelles.

Les lésions anatomiques sont celles qu'on décrira traitées dans tous les ouvrages classiques ; les dilatations aiguës des bronches sont relativement fréquentes dans les infections bronchiques suraiguës de la rougeole.

II. — **Broncho-pneumonie aiguë**. — C'est la complication la plus fréquente de la rougeole ; on y a décrit 2 types anatomiques tout à fait différents comme origine :

1° La broncho-pneumonie, à noyaux disséminés ou pseudo-lobaire, d'origine canaliculaire aérienne par infection bronchique ; on y trouve toutes les lésions de la broncho-pneumonie classique : la lésion bronchique, les foyers congestifs et les noyaux plus ou moins volumineux d'hépatisation ; enfin les lésions accessoires : la splénisation, l'atélectasie, l'emphysème et l'hypertrophie constante des ganglions trachéo-bronchiques.

2° En 1887, M. le professeur Grancher, et plus tard, en 1890, MM. les professeurs Cornil et Babès, ont décrit « une forme plutôt lobaire de pneumonie ou mieux de péripneumonie dans laquelle les lobules atteints sont confondus en une masse grisâtre et œdémateuse et où les lésions maxima sont à la périphérie des lobules sous forme d'œdèmes lymphatiques. Postérieurement à cette invasion des lymphatiques des espaces conjonctifs périlobulaires, la lésion s'étend au lobule. Elle est essentiellement de nature microbienne et surtout streptococcique. Mais ici l'envahissement semble avoir gagné d'abord le sang, puis les lymphatitiques (1) ».

(1) M. Grancher. Art. « Rougeole » dans le Traité de MM. Brouardel et Gilbert. (T. I, p. 292.)

Cette infection surajoutée de la rougeole se voit surtout dans les quatre ou six premières années de la vie; le catarrhe suffocant nous a paru au contraire plus fréquent passé l'âge de cinq ans.

Le début de l'infection broncho-pulmonaire aiguë dans la rougeole est difficile à préciser dans beaucoup de nos observations; une infection de même ordre précédait souvent la rougeole. Quoi qu'il en soit, cette surinfection survient de préférence le jour ou 2-3 jours après l'éruption. Celles que j'ai vues survenir la veille de l'éruption ou dès le début concernaient toujours des rougeoles préinfectées ou des rougeoles évoluant en même temps qu'une autre infection; une température plus élevée qu'à l'état normal, la dyspnée, une toux fréquente et fatigante de même qu'un état général mauvais sont les signes qui indiquent l'infection broncho-pulmonaire avant que l'éruption ne soit apparue.

L'éruption apparue, si « la température atteint 41° et se maintient à cette hauteur, lorsque surtout la fièvre reste élevée ou augmente après le 3ᵉ jour de l'éruption, on doit redouter une complication pulmonaire (1) ».

Nos observations nous autorisent également à dire que c'est l'élévation thermique qui constitue le signe le plus précoce et le plus sérieux de l'apparition de la broncho-pneumonie. M. Hutinel, en passant dans les pavillons de rougeole, ne manque jamais de regarder les feuilles de température : or, si la température se maintenait au-dessus de la normale le 3ᵉ ou 4ᵉ jour de l'éruption, si cette défervescence manquait et à plus forte raison si la température atteignait 39° ou 40°, il n'hésitait pas à isoler l'enfant; il ne se trompait guère, l'enfant faisait dans ces conditions de l'infection broncho-pulmonaire.

Quel que soit le type anatomique, le tableau clinique de la broncho-pulmonaire est toujours le même.

La température généralement élevée atteint le soir 38°5 ou 39°; normale à certaines heures de la journée, elle affecte

_____

(1) Manuel des maladies de l'enfance de D'Espine et Picot. (Chap. Rougeole.)

en général une marche irrégulière. Elle tend à présenter
une marche identique à celle d'une pneumonie franche s'il
s'agit d'une infection broncho pulmonaire à pneumocoques
(et c'est loin d'être constant !). Dans les infections dues à
des pyogènes ou dans les infections complexes, la marche
est des plus bizarres et ne présente aucun caractère patho-
gnomonique.

La température, après avoir subi des oscillations nombreuses, arrivera à 37°, si l'enfant doit guérir ; si l'évolution
est funeste elle se maintiendra en plateau pour finir à 41°
et même davantage (42°5 dans un cas personnel).

Les troubles circulatoires se traduisent par un pouls très
rapide et petit (140-160) et à la fin, si l'issue est fatale, par
un pouls mou, irrégulier ; par de la tendance au refroidissement des extrémités.

La dyspnée à marche progressive dure autant que la
maladie ; l'enfant, calme parfois à certaines heures de la
journée, est toujours plus malade le soir. Elle marche de
pair avec la lésion locale le plus souvent ; dans certains cas
pourtant, elle est violente et la lésion locale est insuffisante
pour l'expliquer ; elle se voit surtout chez les enfants profondément infectés dont les lèvres sont sèches, fissurées ;
la langue et la gorge sèches sont tapissées par des mucosités épaisses.

La respiration, régulière au début, devient inégale dans les
cas graves, à fin mortelle.

La toux, fréquente et quinteuse au début, disparaît ou
s'atténue à l'approche de la mort (Hénoch).

Tous ces signes s'atténuent et disparaissent peu à peu
si l'enfant doit guérir : la convalescence sera toujours longue
et troublée par des accidents légers tels que la diarrhée,
l'infection cutanée (chez l'enfant de l'obs. XXII il apparut,
en pleine convalescence, trois pustules sphacélées sans aucune
gravité et qui guérirent).

Si la mort est l'aboutissant de l'infection, l'état général,
au lieu de s'améliorer, ira en s'aggravant ; la cyanose et
l'asphyxie sont les signes ultimes de cette redoutable complication. Si l'asphyxie est très souvent la cause de la mort,

preuve les lésions étendues et généralisées des poumons, il n'en est pas moins vrai que, dans certains cas, la mort semble être le résultat de la toxémie, et la lésion locale, quelque importante qu'elle soit, « cède le pas à l'infection (1) ». Tels les cas apportés par MM. Hutinel et Claisse dans la Revue de Médecine (2) : Il s'agissait de petits malades qui, dans le cours d'une rougeole normale, présentent tout à coup des phénomènes généraux graves et une recrudescence de la température et succombent en deux ou trois jours. Les lésions notées à l'autopsie étaient minimes, un simple phénomène mécanique ne pouvait guère expliquer la mort et il fallait incriminer des accidents septiques d'origine microbienne.

Les signes physiques varient selon qu'il s'agit d'une broncho-pneumonie à noyaux disséminés ou pseudo-lobaire.

Dans la première variété, M. Grancher insiste sur l'existence, tout à fait au début, de petits foyers de râles très fins dans la zone moyenne du poumon, tout près du bord postérieur de l'omoplate, dans le voisinage du hile des poumons.

La submatité, le souffle et les râles sous-crépitants fins, s'entendent au niveau d'un foyer caractérisé. L'intensité variable du souffle tient aux poussées congestives qui se font autour des points hépatisés. La respiration soufflante ne s'entend pas parfois ; dans ce cas il faut bien admettre que les lésions sont trop disséminées ou trop profondes, et l'épaisseur de tissu pulmonaire sain, qui sépare la lésion de la paroi thoracique, empêche cette lésion d'être accessible au doigt et à l'oreille ; « les signes physiques restent muets (3) ».

Dans la broncho-pneumonie pseudo-lobaire, les signes sont ceux d'une pneumonie franche ; mais en même temps que ces signes locaux, on entend dans une partie quelconque du poumon des signes de broncho-pneumonie disséminée.

La *durée* de la broncho-pneumonie à foyers disséminés est

(1) Hutinel. Bulletin médical, 1892.
(2) Hutinel et Claisse. Revue de Méd. 1893, n° 5, p. 353.
(3) Cadet de Gassicourt. Traité des maladies de l'enfance. T. I, p. 225.

en moyenne de 12-15 jours : la variété pseudo-lobaire ne
dure que huit jours.

Le passage à la forme pseudo-tuberculeuse est très fréquent dans la rougeole.

Le *pronostic* de la broncho-pneumonie rubéolique est grave,
moins en ville qu'à l'hôpital ; plus de deux tiers de la mortalité de la rougeole reviennent à la broncho-pneumonie. La
broncho-pneumonie est très grave chez l'enfant âgé de moins
de 2 ans, chez l'enfant hospitalisé et chez l'enfant dont la rougeole suit de près une infection broncho-pulmonaire antérieure.

Les symptômes favorables sont : un pouls ferme et régulier, une température atteignant 37° à certains moments, un
sommeil relativement tranquille.

Les signes défavorables sont : une respiration excessive-
ment rapide, l'arythmie et surtout le type Cheyne-Stokes
sont d'un pronostic fatal : un pouls rapide, mou et aryth-
mique, la cyanose du visage, des lèvres et des extrémités ;
une température dépassant 40° et se maintenant à ce niveau
sans aucune oscillation, sauf descente matinale ; l'abattement
profond ou l'agitation extrême, des signes de pseudo-ménin-
gite, et enfin la supression de la toux (Rilliet et Barthez,
Hénoch) indiquent une fin prochaine.

**III. — La broncho-pneumonie subaiguë ou pseudo-tuber-
culeuse (Hutinel), phtisie pneumonitique morbilleuse** (Carrel) (1),
est caractérisée cliniquement par un ensemble de signes
rappelant le tableau de la tuberculose pulmonaire chronique ;
à l'autopsie, pas de trace de lésions tuberculeuses. Elle fait
toujours suite à une broncho-pneumonie aiguë, elle suit
une évolution lente et graduelle, entrecoupée à des époques
différentes par de petites poussées aiguës, durant un, deux
mois et même davantage et se terminant assez souvent par
la mort dans les hôpitaux.

Des observateurs comme Rilliet, Grisolle, Guersant, Rufz,
etc., avaient longuement discuté cette affection. Rufz ratta-

(1) Quelques considérations sur la rougeole chez les enfants, par Carrel.
— Thèse Paris, 1871.

chait toutes les affections broncho-pulmonaires chroniques
consécutives à la rougeole, à la broncho-pneumonie chronique banale, non tuberculeuse ; il niait d'ailleurs l'influence
de la rougeole sur le développement de la tuberculose.
Sans être aussi absolu que Rufz, il n'en est pas moins vrai
que, par un examen plus attentif, on pourrait soustraire
du nombre des tuberculoses post-rubéoliques, un certain
nombre de cas appartenant à la pneumonie chronique ; la
consomption, la phtisie post-rubéolique n'implique pas fatalement l'idée de tuberculose. Rilliet et Barthez, aidés par
l'anatomie pathologique et par leur sagacité clinique, étaient
arrivés à démontrer que « des broncho-pneumonies mar-
chant avec lenteur étaient quelquefois un des reliquats de
la fièvre éruptive et en imposaient pour une affection tuberculeuse. »

Fiessinger (1), sur 800 rougeoles, a observé un grand nombre
de broncho-pneumonies traînantes dont l'évolution était très
lente, durait plusieurs semaines et finissait par guérir ; dans
d'autres cas, au contraire, ils continuent à avoir de la fièvre
à type rémittent, fièvre analogue à celle des tuberculeux ;
l'amaigrissement, les signes locaux, les infiltrations et les
escharres ultimes, tout rappelle la tuberculose ; malheureusement l'autopsie n'a jamais été faite. Il a remarqué ces accidents chez des enfants déjà âgés de 6-8 ans, chez des enfants
dont les frères ou sœurs étaient atteints de rougeole au
moment où ils la faisaient ; chez des enfants antérieurement
malades, maladie banale ou tuberculose.

La lésion dominante, c'est l'hépatisation chronique ; rarement lobaire, elle est le plus souvent lobulaire et disséminée.
Le tissu pulmonaire est induré, tissu sec et jaunâtre à la
coupe ; les cloisons interlobulaires sont épaissies et infiltrées
de tissu conjonctif ; les bronches et les bronchioles sont
dilatées, dilatation localisée surtout aux bases et laissant
sourdre un muco-pus abondant. Les ganglions trachéo-bronchiques sont un peu gros et rouges, mais non tuberculeux.

(1) Anomalies et complications de la rougeole. — Gazette médicale de
Paris, 1894, p. 218.

Tableau clinique. — L'enfant atteint d'une broncho-pneumonie aiguë pendant ou après l'éruption de rougeole ne
guérit pas complètement ; son état général paraît meilleur, il
mange, il joue ; la fièvre, tout en étant peu marquée, existe
matin et soir ; dans la poitrine des râles gros et humides.

Deux semaines environ après la disparition de l'éruption,
l'amaigrissement commence ; l'enfant perd l'appétit, il a la
diarrhée : les ganglions périphériques augmentent de volume ;
la température oscille entre 38° et 38°5. L'auscultation fait
percevoir des râles plus fins disséminés ; la respiration ne
tarde pas à devenir soufflante, la toux et la dyspnée deviennent plus marquées, la température monte davantage le soir.

Enfin, à une période ultime, l'enfant, très maigre, sque-
lettique, fait des eschares au sacrum ; la diarrhée est constante ; il ne se nourrit plus. Les signes pulmonaires sont
ceux d'une dilatation bronchique ou d'une caverne : souffle
intense, râles humides et cavernuleux.

Il est rare que la dilatation bronchique soit assez considérable pour provoquer une vomique ; si celle-ci se produit,
penser plutôt à une pleurésie purulente, le plus souvent
enkystée (1).

Le cas habituel, c'est la terminaison par la mort ; parfois
les enfants guérissent, mais, dans ces cas mêmes, au moindre froid, à la moindre poussée de bronchite, les phénomènes antérieurs réapparaîtront.

Le diagnostic de cette variété de broncho-pneumonie avec
la *tuberculose pulmonaire* est des plus embarrassants, même si
l'on a pu suivre l'enfant dès le début de sa rougeole. Le
siège de la lésion n'a aucune signification chez les enfants.
En faveur de la tuberculose (2) : la notion d'hérédité et surtout de contagion, les bronchites habituelles ; l'existence des
manifestations tuberculeuses (les gommes, le testicule tuberculeux, le gros foie, etc.) ; l'habitus extérieur et la marche
de la température avec recrudescence et rémission. Ceux qui

(1) Pneumonie à résolution tardive et phtisie fibreuse chez les enfants,
par Carpenter. — American Journal of medical Sciences. Oct. 1894, p. 414.

(2) Hutinel. Diagnostic de la broncho-pneumonie tuberculeuse. — Semaine
méd. 1890, p. 348.

ont étudié les enfants malades savent combien le diagnostic de tuberculose est difficile à poser chez l'enfant et surtout chez l'enfant d'un ou deux ans. À plusieurs reprises le diagnostic de tuberculose posé pendant la vie n'a été guère vérifié à l'autopsie. Aussi, en présence d'une broncho-pneumonie subaiguë post-rubéolique ne vous dépêchez jamais de parler de diagnostic de lésion tuberculeuse, car, plus d'une fois, vos prévisions seront démenties.

Il y a une autre maladie à laquelle on devrait penser plus souvent qu'on ne le fait quand on se trouve en présence du tableau clinique suivant : Un enfant fait la rougeole avec infection broncho-pulmonaire. L'enfant paraît guéri de sa broncho-pneumonie, mais la température reste élevée et à la base d'un poumon on perçoit une respiration soufflante avec matité à la percussion ; on pense de suite à *la pleurésie, on ponctionne avec une seringue de Pravaz* et on ne retire rien. On abandonne le diagnostic de pleurésie pour porter celui de broncho-pneumonie chronique ou tuberculeuse ; l'évolution de la pleurésie suit son cours, et dans la plupart des cas (la vomique étant rare dans ces circonstances) la mort survient et à l'autopsie on trouve 4-500 grammes de liquide purulent.

Ainsi, cette année, nous avions dans le service un petit tuberculeux, cas typique de tuberculose pulmonaire chronique, tuberculose d'adulte. Un matin M. Hutinel trouve, à la base du poumon droit et dans les deux tiers inférieurs, de la matité et une respiration soufflante, autour de laquelle on percevait quelques râles fins. Sur le conseil de M. Hutinel, qui avait diagnostiqué *une pleurésie purulente*, je le ponctionne avec le plus petit trocart de l'appareil Potain et ne retire rien.

La ponction, faite à deux autres reprises, avec les trocarts les plus volumineux, ne fournit rien. L'enfant meurt un mois plus tard et, à l'autopsie, en dehors des lésions tuberculeuses, on trouve un demi-litre de pus dans la plèvre droite, pleurésie non enkystée (pus à pneumocoques).

Dans le courant de l'année, au mois de juillet, nous avions au pavillon 5 (Rougeoles compliquées) un enfant atteint de

rougeole et de broncho-pneumonie aiguë : l'enfant, très gra-
vement atteint, dut sa guérison au séjour au grand air dès
le matin jusqu'au soir. N'empêche que l'enfant continuait à
tousser et à avoir de la fièvre : le diagnostic de broncho-
pneumonie subaiguë fit place au diagnostic de pleurésie
purulente droite, vérifié par la ponction avec un gros trocart.
Je m'apprêtai à pratiquer l'empyème : la mère emporte l'enfant, nous ne savons pas ce qu'il est devenu.

Je conclurai donc : chaque fois que chez un enfant atteint
de broncho-pneumonie rubéolique on verra persister une
matité unilatérale avec respiration soufflante, pratiquez une
ponction exploratrice avec le trocart de l'appareil Potain :
dans certains cas (les exemples cités plus haut le prouvent)
et si l'on est sûr de son diagnostic, l'empyème d'emblée sera
la condition indispensable pour sauver la vie de l'enfant.

Diagnostic bactériologique de la broncho-pneumonie.

L'extrême irrégularité que présente le tableau clinique de
la broncho-pneumonie, les modalités anatomo-pathologiques
variées, de même que la pluralité des microorganismes qui
ont été trouvés dans les foyers de broncho-pneumonie, nous
permettent de comprendre pourquoi il est encore difficile,
et le plus souvent impossible, de diagnostiquer cliniquement
la nature bactériologique de cette infection ; mais, sans
tomber dans l'excès contraire, il arrivera des cas où, en
tenant compte des conditions dans lesquelles s'est produite
la broncho-pneumonie, de l'état antérieur de l'enfant, de la
coexistence d'une autre infection, on sera autorisé à poser
un diagnostic bactériologique.

Cliniquement et en prenant en considération la marche
de la température, l'état général ou local, on pourra poser
parfois le diagnostic.

Une ascension brusque de la température avec dyspnée
intense, matité et souffle : le type rémittent de la température, les phénomènes généraux graves : c'est la broncho-
pneumonie à pneumocoques, celle qui guérit le plus souvent

« celle qu'on observe surtout en ville et qui diffère notable-
ment des broncho-pneumonies de l'hôpital » (Hutinel). On
pourra, à l'exemple de M. Neumann (1), s'adresser pour le
diagnostic à l'examen bactériologique de la salive. « Cet
auteur recueille sur un tampon d'ouate introduit derrière la
langue une petite quantité de salive qui est délayée dans
un bouillon stérilisé et inoculé à des souris. Il a pu, dans
12 cas de broncho-pneumonies infantiles sur 14, reconnaître
ainsi la présence de pneumocoques.

Le résultat a d'autant plus de valeur que des examens
comparatifs sur des enfants sains ne lui ont montré
qu'exceptionnellement le même microbe. Sur ces 12 cas,
11 se terminèrent par la mort et le diagnostic bactériologique a pu être contrôlé à l'autopsie. Ce dernier détail
montre que la bénignité des broncho-pneumonies à pneumocoques n'est pas bien certaine ou que tout au moins elle
paraît être extrêmement relative. »

Les broncho-pneumonies qui s'accompagnent d'une température peu élevée, à oscillations irrégulières, à évolution
très longue (15-20 jours et même davantage), chez un enfant
profondément infecté (état fissuré des lèvres, sécheresse de
la bouche, amaigrissement), et dans le cours desquelles il
n'est pas rare de voir se développer de larges placards
érythémateux, scarlatiniformes ou morbilliformes, ce sont
ordinairement des broncho-pneumonies à streptocoques.

Chez un enfant qui présente à la surface de la peau ou
des muqueuses une infection à staphylocoques (pemphigus,
éruption bulleuse ou pustuleuse, sphacèle) et qui fait une
infection secondaire broncho-pulmonaire, il y aura quelques
probabilités à ce que cette infection soit à staphylocoques.

La coexistence de la rougeole avec une autre infection
pourra faire présumer le diagnostic bactériologique de la
broncho-pneumonie. C'est ainsi que Meunier a été conduit
à chercher le bacille de Pfeiffer dans une série de broncho-

---

(1) Neumann, Bakter. Beiträg zur Aetiologie der Pneumonien im Kin-
dersalter. Jahrb. f. Kinderheilk. 1889. XXX. Je cite le texte de M. Netter
(Traité de Méd. Charcot-Bouchard. Art. « Broncho-Pneumonie, p. 951),
n'ayant pu me procurer l'original.

pneumonies coïncidant avec la rougeole: certaines épidémies sont caractérisées par la prédominance de tel ou tel micro-organisme seul ou associé; en 1893, Claisse trouve à l'hospice des Enfants-Assistés un streptocoque ultra-virulent dans les infections bronchiques.

Quant aux formes anatomiques, il serait très téméraire de vouloir les scinder comme l'a fait M. Mosny; tous les bactériologistes sont d'accord à considérer qu'il n'y a aucun rapport entre le micro-organisme causal et la forme anatomique de la broncho-pneumonie.

Il résulte de cet exposé que dans la plupart des cas il nous sera impossible de préciser catégoriquement la nature bactérienne d'une infection broncho-pulmonaire et que même l'ensemencement obtenu par une ponction pulmonaire du vivant ne jugera pas en dernier ressort.

L'enquête bactériologique conduite même de cette façon n'est pas toujours aussi fructueuse qu'on a voulu le dire : si le monomicrobisme est presque constant au début de l'infection broncho-pulmonaire, il n'en est plus de même au décours et surtout à la fin de l'évolution de la maladie ; le polymicrobisme est presque la règle et dans ces conditions il est vraiment hasardeux d'incriminer tel ou tel germe, à moins que sa prédominance ne soit évidente et que sa présence n'ait été constatée dès le début.

L'intérêt scientifique et pratique ne saurait gagner beaucoup ce diagnostic posé ; car le même microorganisme varie son action selon les moments ; le pneumocoque, l'espèce bénigne, est pourtant extrèmement grave dans certaines épidémies ; car sa virulence n'est pas toujours la même, elle varie et se trouve influencée par le contact d'autres agents pathogènes.

Je crois donc que le diagnostic bactériologique d'une broncho-pneumonie par le simple examen clinique, possible dans un nombre de cas restreints, sera impossible dans le plus grand nombre des cas; même l'étude bactériologique du suc pulmonaire par la seringue de Pravaz, ponction inoffensive, ne donne pas toujours un résultat positif et précis.

Traitement de la broncho-pneumonie de la rougeole

Tout enfant atteint de rougeole et broncho-pneumonie (déclarée ou suspecte), était isolé d'emblée; il se trouvait seul ou avec deux ou trois autres enfants atteints des mêmes maladies.

À son arrivée, l'enfant était plongé dans un *bain de sublimé* au 1/15000ᵉ; l'antisepsie de la bouche consistait en un ou deux lavages avec de l'eau bouillie ; nous n'avons jamais employé de collutoires ou autres topiques à moins d'indications spéciales ; le nez était nettoyé avec de la vaseine boriquée (nous n'avons jamais pratiqué de lavages) ; les oreilles étaient lavées avec une solution de sublimé au 1/1000ᵉ ; s'il y avait écoulement on tamponnait l'oreille malade, préalablement lavée, avec un morceau de coton hydrophile imbibé du mélange suivant :

> Glycérine
> Liqueur de Van Swieten ${\Big\}}$ àà p. ég.

L'usage des poudres antiseptiques pour le pansement de l'oreille est défectueux: l'oreille, encombrée par la poudre, en empêche l'examen.

La balnéothérapie a toujours été employée ; dès le commencement de l'année 1897 jusqu'au 15 décembre de la même année, nous employions les bains froids à 21° ; depuis le 15 décembre, nous avons employé d'une façon systématique, à titre préventif et curatif, la balnéation chaude.

Les bains froids étaient administrés toutes les 3 heures, si la température dépassait 38°5 ; je n'insisterai pas sur la manière de donner ces bains, c'est décrit partout.

Le *bain froid* dans le traitement des broncho-pneumonies de la rougeole est un agent thérapeutique merveilleux : il diminue la température, favorise la diurèse, tonifie et calme le cœur et le système nerveux, c'est un excellent antiseptique de la peau, paraît favoriser la phagocytose. Les résultats obtenus par les bains froids ont été excellents.

La *balnéation chaude* systématique préconisée par M. Re-

naut (de Lyon) dans le traitement de la bronchite généralisée
de l'enfant, afin d'en éviter la capillarisation, a été employée
l'an dernier à titre préventif et curatif dans le traitement
des complications broncho-pulmonaires de la rougeole.

Les statistiques de 1896 des services de la rougeole à
l'hôpital Trousseau et aux Enfants-Malades (1) semblent
avoir été meilleures à cause de l'emploi des bains chauds.
Tout enfant qui arrivait au pavillon de rougeole était traité
dès le début et d'une façon systématique (méthode Renaut)
par les bains chauds. Dans le service de M. Netter, sur 25
broncho-pneumonies rubéoliques traitées par les bains chauds,
il a obtenu 15 guérisons et 11 morts ; et chez les enfants
traités dès le début de leur rougeole par les bains chauds,
les complications broncho-pulmonaires ont été exceptionnelles.

Nous avons également essayé la balnéation chaude systématique sur 65 enfants ; *les complications prévues* (chez les
enfants préinfectés) *n'ont jamais manqué* ; la mortalité même
a été plus considérable.

Quant aux enfants non malades antérieurement à leur
rougeole, le résultat fut le même qu'à l'époque où nous
nous contentions de pratiquer une bonne antisepsie médicale,
antisepsie de l'entourage du malade et de l'enfant.

**Pour conclure, je dirai donc que ce qui prévient
les infections secondaires de la rougeole, ce n'est
ni le bain chaud ni le bain froid; un état antérieur
normal prévient les complications de la rougeole.**

La broncho-pneumonie déclarée les deux méthodes peuvent trouver leurs indications :

La *balnéothérapie froide* agit surtout dans les formes graves, dans les cas où l'état général ou plutôt l'infection
générale dépasse en gravité l'infection locale, par exemple une
température excessive et des accidents nerveux graves (2).

(1) Statistique de la rougeole aux Enfants-Malades en 1896. — Bulletin
de la Soc été méd. des Hôp. 23 juillet 1897, par Léon Bernard. — La rougeole à l'hôp. Trousseau pendant l'année 1896, par Mendelsohn. Th. Paris,
1897.

(2) Les indications des bains froids dans le trait. des broncho-pneumonies,
par Hutinel. Bulletin médical, 1892.

La *balnéothérapie chaude* agit plus favorablement dans le catarrhe suffocant, dans les cas où des grosses lésions locales coexistent avec une réaction générale minima ; l'adynamie profonde, l'excitation extrème, la faiblesse cardiaque exigent plutôt le bain chaud.

A part la balnéation chaude ou froide il est à recommander comme d'excellents moyens (dans l'intervalle des bains dans les cas graves) l'enveloppement froid du thorax ou le drap mouillé ; les ventouses sèches ou les cataplasmes sinapisés.

Stimuler le cœur et le système nerveux par de petites doses d'alcool, la teinture de digitale (à dose variable suivant l'âge et ne jamais dépasser 3 jours), la caféine et l'éther en injections hypodermiques si l'enfant est cyanosé et dans un état adynamique grave ; *ne jamais oublier le sérum artificiel en injections sous-cutanées* (1) : l'injection intra-veineuse de sérum artificiel ne serait indiquée que dans les formes extrèmement graves (catarrhe suffocant).

Les doses de sérum artificiel que nous avons employées variaient entre 50 et 200 grammes : nous avons rarement dépassé ce chiffre.

Aider et stimuler le terrain par une alimentation suffisante : le lait est un excellent diurétique et antiseptique digestif ; *l'aération* ne doit jamais être négligée : en ville on disposera (si c'est possible) de deux chambres ; à l'hôpital on ouvrira largement les fenêtres plusieurs fois par jour ; en pleine évolution et pendant l'été nous avons obtenu de véritables résurrections en laissant l'enfant toute la journée dans le jardin. L'enfant, abrité sous une tente, afin de le prémunir de la lumière, est laissé dans son berceau de six heures du matin à six heures du soir. Sous l'influence de l'aération l'enfant engraisse, la température tombe, les signes locaux disparaissent, et la guérison ne tarde pas à survenir (2).

(1) Je me réserve de revenir plus tard sur les effets merveilleux obtenus par l'emploi *précoce* des injections de sérum artificiel dans les infections secondaires de la rougeole.

(2) Lire une thèse, faite dans le service par M. Contal, sur le traitement des infections de l'enfant par l'air. — Th. de Paris, 1897.

Comme antithermique et antiseptique interne nous avons toujours donné aux enfants un peu de sulfate de quinine.

La saignée (100-200 gr.) nous a donné un résultat satisfaisant momentané dans le traitement du catarrhe suffocant.

C'est grâce à ces différents moyens que la mortalité de la rougeole a considérablement diminué depuis quelques années aux Enfants-Assistés.

L'isolement d'emblée des enfants préalablement malades, une *antisepsie* rationnelle et bien comprise, la *désinfection* fréquente des pavillons et le *traitement curatif* indiqué plus haut nous ont donné des résultats inespérés.

La mortalité de la rougeole à l'hospice des Enfants-Assistés a été de 13,04 o/o pour l'année 1897 ; les deux tiers sont fournis par des enfants âgés de moins de 3 ans ; sur 33 décès (nombre des rougeoles, 253) il y a eu 6 tuberculeux, les autres 17 avaient antérieurement ou en même temps que la rougeole une autre maladie, bronchite, diarrhée, infection cutanée, pharyngée ou grippe.

OBSERVATION III

Infection bronchique. — Rougeole — Infection broncho-pulmonaire. — Mort.

Rouquier, Jean, né le 19 nov. 1895, reçu en médecine, service de M. Hutinel, aux Enfants-Assistés, le 16 décembre 1897.

Enfant petit, rachitisme des membres et du thorax; tousse mais ne paraît pas bien malade ; température modérée, m. 39, s. 38°8' ; pas d'infection intestinale, râles de bronchite généralisés.

17 décembre. Température m. 39°, s. 39°9' ; toux persiste. dyspnée légère. R=42, râles disséminés ; foyer de râles fins à la base du poumon gauche.

La température atteint la normale le 20 ; remonte le 23 en même temps qu'il survient le catarrhe complexe qui marque l'invasion de la rougeole.

26 décembre. La température marque 39°8' le soir ; toux et dyspnée, signes de broncho-pneumonie double.

28 décembre. Eruption de rougeole bien sortie. Etat grave, R=72, pouls fréquent et petit ; souffle diffus avec maximum d'intensité au sommet gauche et en arrière ; râles fins disséminés. T. m. 39°8', s. 39°7'.

29 décembre. Eruption disparue en grande partie ; souffle

aussi accusé d'un côté que de l'autre ; orthopnée ; cyanose ; battements cardiaques très rapides, incomptables ; lèvres croûteuses, fissurées, saignent facilement ; de petites ulcératures aphteuses sur les lèvres et sur la langue ; quatre selles liquides. T. m. 40°, s. 39°8' ; à midi elle était à 41°. Traitement habituel.

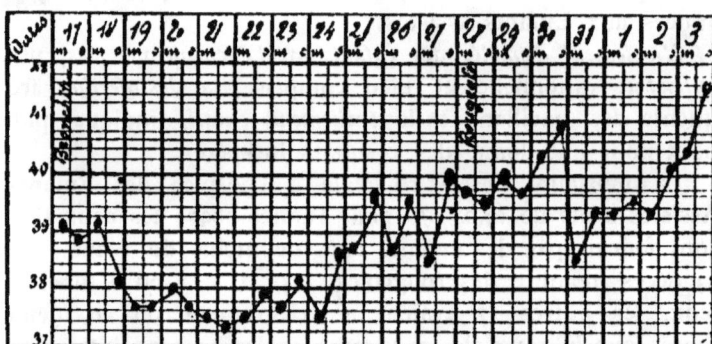

Le 30 il y a une tendance à la baisse, l'état général toujours aussi mauvais ; la température monte progressivement à 40°, 41° pour atteindre 41°8 le 3 janvier au soir. Meurt le 3 janvier, à deux heures du soir.

Autopsie. — Broncho-pneumonie disséminée ; foyers congestifs multiples ; petites bronches obstruées par du pus ; emphysème ; pas de tuberculose. Rien de spécial ailleurs.

OBSERVATION IV

Infection bronchique. — Rougeole. — Infection broncho-pulmonaire tardive.
Mort.

Le jeune M..., né le 30 septembre 1895, est amené dans le service de M. Hutinel, à l'hospice des Enfants-Assistés, le 23 janvier 1897.

Toux, gorge rouge et fièvre : T. s., 39°2 ; râles de bronchite ; pas de gêne respiratoire.

Quatre jours après, la température est à 37°1 et tout paraît terminé ; le 28, ascension thermique en même temps que les signes d'infection bronchique réapparaissent.

2 février. — Éruption de rougeole ; est isolé. La rougeole suit une évolution presque normale ; mais la défervescence a été lente et irrégulière, la température ne s'est pas maintenue à la normale, elle oscille toujours du matin au soir.

Malgré l'absence des signes fonctionnels et la marche de la température, on entend, à partir du 5 mars, une respiration soufflante avec maximum à droite.

Le 10 février il passe en médecine ; dyspnée, toux intense et quinteuse, peau chaude et tiède. T. m., 39°4 ; s., 39°9 ; souffle et râles sous-crépitants à droite ; souffle à gauche.

11 février. — T. à 40° : souffle doux à gauche avec matité et ampliation thoracique ; ponction blanche.

Meurt le 13 février.

Autopsie : Lésions de broncho-pneumonie.

OBSERVATION V

Infection bronchique. — Rougeole. — Broncho-pneumonie. — Mort.

Maume M., née le 23 avril 1895, est admise dans le service de M. Hutinel, à l'hospice des Enfants-Assistés, le 5 janvier 1897.

Enfant tousse, fièvre légère, gorge rouge, quelques râles de bronchite dans la poitrine.

Cet état reste stationnaire pendant plusieurs jours ; la température n'a jamais dépassé 38°, sauf à deux reprises, où elle atteint le soir 39°2' ; lésion bronchique minime, état général bon.

En somme il s'agissait d'une infection bronchique extrêmement légère survenant chez un enfant en pleine santé.

La température atteint la normale le 27 janvier.

Le 2 février apparaissent tous les signes caractéristiques de la période d'invasion de la rougeole : catarrhe oculo-nasal et pharyngé, exanthème gingival.

5 février, belle éruption morbiliforme ; T. m. 38°6', T. s. 39°5' ; l'enfant est très abattu ; dyspnée légère, R. 42, pouls 117, régulier ; gorge très rouge ; râles fins aux deux bases.

6 février. État analogue, température aussi élevée ; état local n'a pas empiré.

8 février. L'infection des petites bronches évolue vers la résolution ; les râles deviennent plus gros, la toux moins fréquente, la respiration presque normale ; T. m. 37°6'. s. 37°4'.

Du 8 février au 17, oscillations irrégulières du cycle fébrile, mais la température ne dépasse pas 38°3' ; pas de gêne respiratoire, toux grasse, gros râles disséminés.

17 au soir, ascension thermique 38°8, avec réapparition des accidents bronchiques : dyspnée intense, état grave, râles sibilants et sous-crépitants.

19. L'enfant asphyxie ; teint plombé, extrémités froides ; lèvres et langue sèches couvertes de mucosités ; T. m. 39°2,

s. 40°4 ; toux fréquente mais voilée ; broncho-pneumonie double plus marquée à la base droite.

Cet état grave persiste les jours suivants : température toujours élevée, oscille entre 39° et 40° ; l'enfant adynamiée respire à peine ; les signes pulmonaires sont diffus, prédominant toujours à droite.

La gorge est très sale, mais il n'y existe pas de fausses membranes, les ensemencements de la gorge sur sérum gélatinisé fournissent du bacille dyphtérique long.

L'enfant meurt le 23 février.

Autopsie le 23. — Broncho-pneumonie à foyers disséminés ; à droite et au sommet, broncho-pneumonie mamelonnée. Emphysème au niveau du sommet et des bords antérieurs.

Gros ganglions dans le médiastin, non tuberculeux. Rien de spécial aux autres organes.

Bactériologie (1).— Pendant la vie.— 1° Les ensemencements de la gorge sur sérum gélatinisé fournirent du bacille diphtérique long.

A l'autopsie : 2° Des tubes de gélose furent ensemencés avec du suc pulmonaire (sérosité sanglante) et donnèrent trois espèces de colonies :

α Quelques grosses colonies grises, étalantes, composées de bâtonnets ne prenant pas le Gram et vérifiées par la suite : colibacille.

β Quelques colonies de dimensions moyennes, entourées d'une auréole, composées d'un gros diplocoque, ne prenant pas le Gram, — espèce restée indéterminée.

γ Un semis extrêmement riche de colonies minuscules, apparentes seulement au bout de 48 heures, à peine visibles à l'œil nu, présentant à la loupe l'aspect de petites gouttelettes transparentes, réfringentes, arrondies, jamais confluentes ; — composées de coccobacilles très petits, ne prenant pas le Gram ; — ne se repiquant ni sur gélose ordinaire ni dans le bouillon ; se repiquant au contraire, plusieurs fois de suite, sur gélose sanglante (imprégnée de sang de lapin défibriné et passant aussi dans du bouillon additionné de sang de lapin défibriné (1 c. c. de ce bouillon tua un

(1) Notes bactériologiques dues à l'obligeance de notre ami H. Meunier,

cobaye en 5 jours, en déterminant une forte congestion pulmonaire avec foyers hémorrhahiques). — Par ces caractères,
l'espèce en question se révèle : *bacille de Pfeiffer*.

*Bronchite et congestion pulmonaire. — Préinjection intestinale. — Rougeole.
— Broncho-pneumonie. — Infection intestinale. — Mort.*

Loyer L...., née le 5 novembre 1895, est admise dans le
service de M. Hutinel, à l'hospice des Enfants-Assistés, le 15
janvier 1897.
Enfant fatiguée, se plaint du ventre et tousse. A l'auscultation de la poitrine quelques râles de bronchite ; intestins
remplis de matières fécales dures. Traitement : frictions téré-
benthinées à la partie postérieure du tronc, lavage de l'intestin, diète et grogs.
22 janvier. — Enfant plus abattue, très oppressée, pouls
fréquent, T. le matin 37°, le soir 38°5 ; foyer soufflant et
submat, à la base droite. Sinapismes dans le dos, potion de
Todd avec quatre gouttes de teinture de digitale.
23 janvier. — État stationnaire ; le foyer pulmonaire plus
étendu, souffle presque tubaire, T. m. 38°6, s. 38°4.
25 janvier. — Température est normale, enfant va mieux ;
le foyer soufflant évolue vers la résolution ; il ne persiste
que quelques râles de bronchite et une toux légère.
Le 6 février, la température monte : l'enfant tousse davantage, les yeux sont injectés, gorge rouge, liseré blanc aux
gencives. L'enfant est isolée au pavillon 5.
11 février. — Eruption de rougeole. T. m. 38°7, s. 39°9.
Ventre sensible, deux selles jaunes diarrhéiques. Le jour
même de l'éruption dyspnée, toux, respiration soufflante
avec râles sous-crépitants fins dans l'aisselle et à la base du
poumon gauche. Trait. : Cataplasmes sinapisés, 100 gr. de
sérum artificiel sous la peau, Todd et acétate d'ammoniaque.
12 février. — Signes nets d'infection broncho-pulmonaire
diffuse : râles sous-crépitants aux deux bases, respiration
soufflante. Température oscille entre 39° et 40° et monte
graduellement.
Du 12 au 19 les signes pulmonaires ne varient pas : l'état
est toujours très grave, l'amaigrissement est considérable.
19 février. — Enfant ne veut plus rien prendre, dyspnée
extrême, lèvres gercées et sèches, fuligineuses ; signes stéthoscopiques invariables ; la diarrhée n'a jamais cessé. T. m.
40° et s. 39°5.
Meurt le 20 février, à 1 heures du matin.

Bactériologie et Autopsie (1)

Bactériologie. — La veille de la mort, une ponction pulmonaire fut faite (Frenkel), qui fournit des cultures de *streptocoque*.

Les ensemencements cadavériques furent faits à 11 heures post mortem.

1° Ensemencé sur gélose et dans du bouillon peptonisé, le sang du cœur fournit des cultures pures de *streptocoque*.

2° Quelques gouttelettes de suc pulmonaire, prises par piqûre dans le centre du poumon droit (lobe inférieur), furent ensemencées en nappe, pures et diluées, sur la gélose et dans du bouillon.

Des tubes de gélose cultivèrent abondamment, fournissant deux espèces :

L'une, peu abondante, représentée par de gros bâtonnets trapus, polymorphes, ne prenant pas le Gram : espèce restée indéterminée, probablement saprophyte ; l'autre, très abondante, répondant morphologiquement et réactionnellement au *streptocoque*.

Le bouillon donna une culture mixte des deux mêmes espèces.

Post mortem. — L'autopsie faite 21 heures après la mort a démontré l'existence d'une pneumonie fibrineuse lobaire, occupant le lobe inférieur droit ; elle a permis en outre de constater la présence de ganglions caséeux (tuberculose ancienne), dans les groupes trachéobronchiques.

De la pulpe de raclage du lobe hépatisé a été examinée directement, inoculée à la souris et ensemencée.

1° L'examen direct sur lame, après coloration au violet de gentiane, a décelé d'innombrables diplocoques encapsulés, prenant le Gram et répondant à la description du *pneumocoque*.

2° L'inoculation à la souris blanche a déterminé la mort de l'animal dans un délai de 30 heures : le sang du cœur

(1) Notes bactériologiques dues à notre ami H. Meunier.

et la sérosité de l'œdème dans la région inoculée, se sont montrés très riches en diplocoques ; les ensemencements faits avec le sang du cœur de la souris ont donné, sur gélose et bouillon, des cultures mixtes dans lesquelles on distinguait nettement deux espèces, le *pneumocoque* et un *streptocoque*, à petites colonies grises, opalines, différentes des colonies transparentes du pneumocoque.

3° Les ensemencements de la pulpe du poumon de l'enfant, sur gélose et dans le bouillon peptonisé, ont fourni également deux espèces de colonies : du *pneumocoque*, avec ses caractères habituels ; un *streptocoque*, à colonies opalines, moins abondantes que celles du pneumocoque ; ce streptocoque, repiqué sur bouillon, a donné en 24 heures un trouble uniforme, sans grumeaux, mais avec des filaments soyeux, et se présentait au microscope sous forme de chaînettes, à grains très fins, d'une longueur extraordinaire.

OBSERVATION VII

Préinfection broncho-pulmonaire. — Rougeole. — Broncho-pneumonie et infection intestinale.

Thour, Ernest, né le 15 mai 1896, entre à l'hospice des Enfants-Assistés, service de M. Hutinel, le 24 février 1897.

Mauvais état général : rachitisme (chapelet thoracique, incurvation des jambes, pas de dents, fontanelle antérieure largement ouverte).

État actuel : L'enfant tousse et a de la fièvre ; à l'auscultation des bouffées de râles sibilants et sous-crépitants aux deux bases.

Les jours suivants la température reste toujours élevée, dépasse 38° matin et soir, la respiration est plus embarrassée, les râles plus fins, pas de foyer soufflant : en plus, selles diarrhéiques fréquentes et fétides.

L'enfant paraît mieux le 8 mars : respiration plus calme, température au-dessous de 38°, râles plus gros et plus humides. Notre pronostic reste pourtant réservé, car nous savons combien les infections en général, et l'infection bronchique en particulier, sont graves chez les rachitiques.

Cette amélioration persiste du 8 au 13 mars ; ce jour l'enfant se remet à tousser, les yeux pleurent, la gorge est rouge ; T. m. 39°2, s. 39°4.

14 mars. Température analogue : toux fréquente et quinteuse, réapparition de râles fins aux deux bases ; enfant agité et oppressé.

18. Eruption de rougeole, éruption vive et normale ; T. m. 39°, s. 39,6 : respiration difficile : lèvres fissurées ; râles éclatants et nombreux et respiration soufflante à la base gauche, trois selles liquides.

Traitement : bains à 25°, Todd et IV gouttes de teinture de digitale, potion avec un gramme d'acétate d'ammoniaque, quinine, sérum.

23. Etat toujours très mauvais ; dyspnée très intense ; tirage sus-sternal et épigastrique : nez effilé et froid ; extrémités marbrées et froides : matité et souffle tubaire à gauche, trois selles liquides. Traitement précédent et lavage de l'intestin.

La température n'oscille presque pas ; matin et soir elle reste à 39° : dans la journée même, la température prise toutes les 3 heures reste aux environs de 39° ; l'enfant somnolent est complètement froid ; respiration toujours très pénible ; les signes stéthoscopiques ne varient guère : large bloc de pneumonie à la base gauche et râles humides disséminés. Meurt le 25 février, à 5 heures du matin

Autopsie le 26, à 10 heures du matin : Broncho-pneumonie pseudo-lobaire à la base gauche, foyer dur, non crépitant, et à l'incision il s'écoule par les bronches un liquide purulent. Congestion intense à la base droite ; quelques vésicules d'emphysème à la partie postéro-inférieure du poumon gauche ; emphysème très marqué au sommet du même poumon. Ganglions trachéo-bronchiques hypertrophiés. Foie et rate gros.

Examen bactériologique : L'ensemencement du sang du cœur et de la rate (cinq heures après la mort) n'a rien donné.

Le pus des bronches du foyer gauche a fourni du staphylocoque pur.

PRÉINFECTION INTESTINALE ET ROUGEOLE

Sur douze cas personnels de rougeole précédée par une infection intestinale, cinq sont morts ; l'espace qui séparait la préinfection de la rougeole a varié entre quatre et vingt-deux jours ; les causes de la mort ont été la réapparition de l'infection intestinale, beaucoup plus sérieuse qu'elle ne l'était avant la rougeole, et l'infection broncho pulmonaire ; dans un seul cas, le purpura survint au déclin de la rougeole et à l'autopsie on trouva, à côté des lésions banales (poumons et intestin), une tuberculose ganglionnaire.

Dans les autres sept cas préinfectés et suivis de guérison, la reviviscence et l'aggravation de l'entérite préexistante à la rougeole ont été la règle : l'infection bronchique ou broncho-pulmonaire était plus ou moins grave.

L'influence aggravante de la rougeole sur les infections intestinales antérieures est connue depuis longtemps. Trousseau insiste déjà sur ce fait : la rougeole évoluant sur un terrain prédisposé aux flux intestinaux frappe particulièrement le tube digestif qui est un « locus minoris resistentiæ ».

Rilliet et Barthez [1] en parlant des complications intestinales de la rougeole, signalent leur fréquence chez les enfants scrofuleux ou ayant souffert antérieurement des troubles intestinaux. » Ajoutons que, chez un certain nombre de malades, la rougeole s'est accompagnée d'une diarrhée qui, sans avoir les caractères d'une dysenterie vraie, s'est montrée sanguinolente, et que la rougeole survenue au cours d'une entérite ordinaire a pu, soit faire subir à cette dernière une exacerbation assez opiniâtre, soit la faire passer à l'état de dysenterie et surtout d'entérite cholériforme ».

[1] Traité des mal. de l'enfance, T. III, p. 30.

Les anciens auteurs avaient déjà remarqué que les complications intestinales dans la rougeole se voient de préférence en été; le tube digestif, plus susceptible en été et souvent infecté chez les petits enfants, deviendra le point de départ d'accidents graves sous l'influence de la rougeole.

Macry (1) démontre que la colite hémorrhagique dans la rougeole se voit de préférence chez les dyspeptiques de tout genre, dont le gros intestin est en état de vitalité moindre : et il ajoute « il en est de même des vers intestinaux ou d'une fièvre typhoïde qui, antérieurement à la rougeole, expliquent les déterminations intestinales de cette dernière ».

La réapparition de l'infection intestinale, sous l'influence de la rougeole, s'annonce généralement par une température plus élevée que d'habitude : cette hyperthermie se voit tantôt le lendemain de l'éruption et la défervescence du cycle fébrile normal de la rougeole manque : tantôt l'éruption a suivi son évolution normale, et c'est en pleine convalescence que les accidents infectieux éclatent.

Les phénomènes généraux : hyperthermie, abattement ou agitation, les troubles circulatoires, etc., tiennent autant aux accidents intestinaux qu'à l'infection bronchique, qui est presque constante.

Le ventre est souvent ballonné et sensible ; les selles liquides ou demi-solides sont extrêmement fétides. Leur nombre a été de 4-6 et même 10 dans les 24 heures ; les selles nombreuses fatiguent énormément l'enfant. Nous n'avons jamais constaté ces évacuations profuses avec ténesme et matières sanguinolentes signalées par Rilliet et Barthez, Trousseau, Bouchut et d'autres. Hénoch (2) insiste sur la fréquence des accidents intestinaux dans la rougeole pendant certaines épidémies : « Cette diarrhée souvent intense est donc grave. Les évacuations deviennent facilement profuses, ont lieu 10, 20 fois par jour, s'accompagnent souvent de violentes coliques et prennent aisément, par suite du ténesme et de

(1) De la colite dysentériforme ou hémorrhagique au cours de la rougeole. — Thèse Paris, 1888.

(2) Leçons cliniques sur les maladies des enfants, p. 547.

leur mélange avec du sang, un caractère dysentérique qui peut amener un collapsus mortel. »

Ce qui fait la gravité de ces infections, c'est l'apparition de la broncho-pneumonie, infection secondaire rarement due au coli-bacille; provoquée dans la majorité des cas par les espèces microbiennes contenues dans la cavité buccale et les voies respiratoires et dont la virulence se trouve exaltée par les toxines sécrétées par l'agent de la diarrhée.

A *l'autopsie* de ces enfants on trouve, outre les lésions broncho pulmonaires, la muqueuse intestinale congestionnée, d'une rougeur diffuse, avec hypertrophie des follicules clos; les ganglions mésentériques sont augmentés de volume. L'épaississement et l'ulcération consécutive de la muqueuse sont exceptionnelles. Meslay et Jolly (1), à l'autopsie de 4 enfants atteints presque en même temps, dans le même pavillon de rougeole, de diarrhée glaireuse et sanglante et de broncho-pneumonie, trouvent la broncho-pneumonie chez tous les quatre : chez un enfant il existait des ulcérations dans l'S iliaque et dans le rectum, ulcérations analogues à celles de la dysenterie vraie : les follicules étaient ulcérés jusque dans l'intestin grêle : chez les 3 autres il existait des lésions d'entéro-colite avec tous les degrés de l'inflammation, depuis une inflammation assez sérieuse jusqu'à une congestion simple.

Le *pronostic* des rougeoles avec préinfection intestinale est grave, soit que cette préinfection soit une entérite banale ou une lésion spécifique, telle que l'entérite de la fièvre typhoïde. Les observations de rougeole précédée par la fièvre typhoïde sont rares : dans la thèse de Bez (2), on trouve 4 observations (Taupin), un seul guérit : dans Rilliet et Barthez (3) on trouve l'exemple d'une fièvre typhoïde compliquée vers la fin d'une rougeole : il survint une pleuro-pneumonie.

---

(1) Lésions de dysenterie consécutive à la rougeole chez l'enfant. — Revue des maladies de l'enfance, 1895, vol. XIII, fasc. 8, p. 370.

(2) Bez, Contemporanéité des fièvres éruptives. — Thèse Paris, 1877.

(3) Rilliet et Barthez, Traité des mal. de l'enfance, 2ᵉ éd., t. III, p. 707.

Le *traitement* doit être prophylactique et curatif. La prophylaxie consiste à isoler tout enfant morbilleux avec préinfection intestinale, dans son intérêt et surtout dans l'intérêt des enfants atteints de rougeole normale.

Curatif : Dès le début de sa rougeole et l'enfant étant même apparemment guéri, pratiquer l'antisepsie intestinale par une ou deux petites doses de calomel; faire dès le début des injections de sérum artificiel.

L'infection intestinale déclarée, nous traitions l'enfant comme tout autre atteint de diarrhée : diète hydrique les 2-3 premiers jours (eau de riz, eau albumineuse); grogs; calomel le premier jour au matin et dès le soir limonade lactique; lavage de l'intestin 2 fois par jour et au besoin lavage de l'estomac: de bains de sublimé pour l'antisepsie de la peau; de bains tièdes ou sinapisés si l'enfant est trop déprimé et surtout si l'infection intestinale est apyrétique avec de la tendance au refroidissement et à la cyanose; ne jamais oublier les injections de sérum : la quantité variera entre 50-100 et même 200 grammes. Je n'insiste pas davantage sur ce traitement, qui est celui de toute infection intestinale et qu'on trouvera décrit dans la Thèse de M. Thiercelin, dans l'article « Infections et intoxications digestives, » par Lesage (1), etc.

En même temps, on traitera la broncho-pneumonie par les moyens cités plus haut.

OBSERVATION VIII

Préinfection intestinale et cutanée. — Varicelle. — Rougeole. — Infection broncho pulmonaire et purpura. — Mort. — Tuberculose ganglionnaire

Hamel, M., né le 22 février 1895, est amené dans le service de M. Hutinel, aux Enfants-Assistés, le 28 novembre 1896.

Enfant petit, chétif, atteint d'infection intestinale, diarrhée jaune, plus ou moins abondante, et persistant depuis le

(1) Traité des maladies de l'enfance, par MM. Grancher, Comby et Marfan. T. II.

28 novembre, jour de son admission, jusqu'au 20 janvier. Son corps est couvert d'une multitude de petits abcès; quelques râles de bronchite.

27 janvier. — Isolement à la Nourricerie pour la varicelle.

16 février. — Éruption de rougeole, pâle, discrète, peu étendue. La température marque le matin 38°7', le soir 39°. Depuis qu'il est à l'hôpital, la température a toujours été normale; au moment de sa varicelle, il y a eu une légère ascension. Enfant oppressé et abattu: foyer de râles très fins à la base droite.

20 février. — État toujours très grave; diarrhée très abondante; température peu élevée : m. 58°, s. 38°5. Traitement : quinine, Todd, acétate d'ammoniaque, 30 c.c. de sérum, bains chauds.

13 février. — Râles sous crépitants dans toute la poitrine, prédominant toujours à droite. T. : 38°9 et 37°6.

21. — Ascension thermique progressive; atteint 40° le 25 février, matin.

25. — Purpura disséminé, surtout aux coudes, cou-de-pied et fesses. Petites ulcérations aphteuses aux commissures des lèvres et sur la langue. T. : m. 40°, s. 40°8. L'enfant est très mal, gémit continuellement, est très agité; oppression extrême.

Mêmes signes stéthoscopiques.

L'enfant meurt le 28 février. Température ultime 40°7.

Autopsie trois heures après la mort.

Poumons : A droite, adhérences légères à la paroi thoracique : des fausses membranes récentes agglutinent les trois lobes et les font adhérer à la paroi thoracique, emphysème au sommet et bord antérieur : broncho-pneumonie mamelonnée englobant presque tout le lobe inférieur.

A gauche : congestion intense.

Ganglions trachéo-bronchiques gauches caséifiés, la plupart de consistance calcaire.

Intestin très vascularisé : pas d'ulcérations ; pas de tuberculose ganglionnaire.

Rien aux autres organes.

OBSERVATION IX

Grippe.—Préinfection intestinale. — Rougeole.—Infection broncho-pulmonaire et intestinale. — Erythème infectieux. — Guérison.

Roy Yvonne, née le 9 décembre 1895, est amenée à l'hospice des Enfants-Assistés, le 22 novembre 1897. Elle avait été au contact des vingt-sept enfants qui avaient été bloqués à la Nourricerie, à cause d'un cas de rougeole ; il y régnait la grippe en même temps.

Cette enfant, reprise par les parents, est ramenée le 28 ;
à l'admission on ne savait pas que cette enfant avait été
avec des rougeoleux et est admise, puisqu'elle toussait, en
médecine, dans le service de M. Hutinel.

2 déc. — Enfant vigoureux, bien constitué: pas de rachitisme ; toux, râles de bronchite.

4 déc. — Enfant tousse davantage, est gênée pour respirer ; râles fins disséminés. Quatre selles mélangées ; T. m..
39°5 ; s., 39°6.

5 déc. — Éruption de rougeole, plus marquée aux extrémités: dyspnée très intense ; râles secs et éclatants aux deux
poumons; ventre ballonné. Quatre selles liquides. T. m. et s.,
40°4.

6 déc. — Très fatiguée : tousse beaucoup et respire péniblement ; lèvres saignantes et fissurées ; langue collante,
sèche ; gorge rouge et tapissée par des mucosités. Râles
gros disséminés. Trois selles blanches et très fétides. T. m.,
40° : s., 39°8.

8 déc. — Enfant très abattue : éruption pâle et en grande
partie disparue ; toux grasse et fréquente ; râles gros disséminés et respiration soufflante à la racine des bronches
droites ; quatre selles liquides. T. m., 39°8 ; s., 38°.

10 déc. — T. 39°8 ; quatre selles ; langue rouge complètement dépouillée, papilles linguales saillantes et recouvertes
par de petits exsudats blancs ; lèvres et commissures, la
droite surtout, sont tapissées par une véritable fausse membrane peu épaisse, se laissant facilement détacher ; dyspnée
persiste ; respiration soufflante du sommet droit et gros
râles disséminés.

11 déc. — T. 39° matin et soir ; exsudat diphtéroïde des
lèvres persiste et augmente : signes de broncho-pneumonie
diffuse. Aux genoux, coudes et fesses on aperçoit une série
de taches rouges, s'effaçant incomplètement par la pression,
et qui forment au niveau de ces régions de larges placards
érythémateux.

12 et 14 déc. — Infection buccale va mieux; érythème
s'efface.

16 déc. — État pulmonaire et général s'amendent. L'enfant,
plus gai, respire tranquillement. P. 102.

L'enfant continue à aller mieux : à deux reprises, le 30
décembre et le 1er janvier, la température remonte à 40°2 et
à 39°2, sans que l'examen le plus minutieux découvre quoi
que ce soit ; l'infection broncho-pulmonaire se résout, l'infection intestinale persiste la dernière, le ventre toujours un peu
ballonné et les selles fréquentes.

Passe en médecine le 3 janvier 1898, complètement guérie.

OBSERVATION X

Infection intestinale et broncho-pneumonie pseudo-lobaire. — Rougeole. —
Staphylococcie cutanée, infection broncho-pulmonaire. — Mort.

Boissonet A., née le 9 décembre 1895, est admise dans le
service de M. Hutinel, aux Enfants-Assistés, le 20 janvier,
pour infection intestinale.

L'enfant, forte, dont l'état général paraissait excellent,
avait trois à quatre selles par jour, selles jaunes, liquides et
très fétides.

La température presque normale oscille pendant les premiers jours entre 37° et 38°

Le 28 janvier l'enfant, plus abattue, tousse beaucoup,
respire difficilement, selles plus fréquentes et plus mélangées ; T. m. 37°6, monte le soir à 39°2. Traitement : diète
hydrique, lavage de l'intestin, calomel le matin et acide
lactique à partir du soir, grogs.

29 janvier. — T. m. 39°2, s. 39°4, foyer soufflant et
submatité à la base droite, oppression, langue sale et gorge
rouge.

30 janvier. — Enfant très déprimée, dort presque continuellement, est très gênée pour respirer, les ailes du nez
battent avec force, quatre selles mélangées. T. m. 39°8,
s. 40°1. État local n'a pas changé. Au traitement précédent
on ajoute une potion de Todd avec IV gouttes de teinture
de digitale, cataplasmes sinapisés et quinine.

31 janvier. — État stationnaire.

2 février. — Adynamie profonde. Ascension thermique :
lèvres sèches ; foyer d'hépatisation à la partie inférieure du
poumon droit. Injections d'huile camphrée.

Les jours suivants l'enfant va beaucoup mieux, elle est
plus contente, tousse très peu, température ne dépasse pas
38° ; elle n'a plus que deux selles ; signes pulmonaires n'ont
pas beaucoup varié.

4 février. — Enfant suspecte de rougeole ; catarrhe oculo-
nasal, exanthème buccal, ascension de la température.

6 février. — Éruption de rougeole. Éruption intense à
évolution normale ; on aperçoit quelques petits abcès derrière
l'oreille gauche. Pansement au bismuth de la région infectée.

14 février. — La température jusque là aux environs de
38° remonte ce jour le matin à 40°. Enfant très affaiblie ;
l'infection broncho-pulmonaire se réinstalle avec son cortège
de signes fonctionnels et physiques : râles disséminés et foyer
de broncho-pneumonie, avec râles fins et souffle à la base
du poumon droit.

Nombreux petits abcès sur le cuir chevelu. Œdème lym-
phangitique très intense envahissant presque tout le cuir

chevelu, le front et les yeux qui sont complètement fermés par la bouffissure des paupières. Traces d'albumine dans les urines.

Trait. : bains froids, pulvérisations localement avec de l'eau boriquée tiède et pansement humide, potion de Todd et sérum artificiel.

15 février. — T. m. 39° s. 38°. Adynamie profonde ; les signes de l'infection broncho-pulmonaire sont les mêmes · langue sèche, lèvres fuligineuses, dyspnée augmente.

L'œdème augmente et envahit presque toute la moitié supérieure de la tête : derrière l'oreille gauche les petits abcès déchirés et réunis sont recouverts par une large plaque de tissu sphacélé crépitant sous le doigt. Toute la région sterno-mastoïdienne est infiltrée et d'une coloration rouge violacé : cette infiltration s'étend· de l'apophyse mastoïde gauche jusqu'à l'articulation sterno claviculaire du même côté. Une prise de sang et de pus est faite au niveau des abcès et dans l'épaisseur du tissu œdématié.

16 février. — T. m. 40°, s. 39°. État général grave ; bouffissure persiste ; léger louche d'albumine.

La température reste toujours élevée : ce n'est que la veille de la mort que l'œdème a de la tendance à se résorber. la plaque de sphacèle étant toujours dans le même état.

Décédée le 20 février, à une heure du matin.

Bactériologie (1). — Pendant la vie. — 1° L'ensemencement du pus d'un abcès du cuir chevelu a donné, sur tubes de gélose, des cultures caractéristiques et pures de *staphylocoque doré*.

2° L'ensemencement de la sérosité sanguinolente d'une pustule sphacélée (non ouverte), a donné, sur tubes de gélose, des cultures caractéristiques et pures de *staphylocoque doré*.

3° Les ensemencements faits sur gélose avec du sang pris directement dans une veine du coude, sont restés *stériles*.

4° Les ensemencements faits avec le liquide d'une ponction du poumon droit (sérosité pleurale et suc pulmonaire), sur gélose ordinaire, sur gélose imprégnée de sang de lapin défibriné et sur bouillon, sont restés *stériles*.

Autopsie. — L'autopsie faite le lendemain de la mort fit constater les lésions suivantes dans l'appareil pulmonaire :

Bronchopneumonie mamelonnée étendue aux deux bases: Traces de sclérose ancienne le long des travées broncho-vasculaires : dilatation caverneuse des bronches dans la partie intéro-interne du lobe inférieur gauche, tuberculose des ganglions du médiastin, au stade caséeux, de date certainement ancienne, portant surtout sur le groupe péribronchique gauche et occupant aussi le gros ganglion intertrachéobronchique et un ganglion sus-bronchique droits.

(1) Notes dues à notre ami H. Meunier.

OBSERVATION XI

Préinfection intestinale. — Rougeole. — Réapparition des accidents intestinaux; infection broncho-pulmonaire. — Guérison.

Delcers, Charles, né le 26 décembre 1891, est admis à l'hospice des Enfants-Assistés le 25 février 1897.

Passe dans le service de M. Hutinel, il vomissait et avait de la diarrhée.

25 février. — Peau chaude et sèche; langue blanche, large et rouge sur les bords, gorge rouge, râles de bronchite. A travers la paroi abdominale on sent des masses dures dans la fosse iliaque gauche. Temp. mat. 39°7; soir, 38°3.

Traitement : diète aqueuse, lavage de l'intestin et de l'estomac, calomel, grog.

26 février. Enfant mieux, tousse davantage, deux selles jaunes; T. m. 38°8, s. 39°.

27. — Réapparition de la diarrhée; peu de râles.

La température descend peu à peu les jours suivants, pour aboutir à la normale, le 2 mars au matin.

Le 2 mars. — Coryza. Réapparition de la diarrhée, toux rauque. T. m. 37°3 s. 37 6; isolé comme suspect de rougeole.

7 mars. — Éruption de rougeole. T. m. 38°, s. 39°6; état général médiocre, peu de bronchite; quatre selles diarrhéiques, selles, mélangées et putrides.

8 mars. — Persistance des phénomènes intestinaux malgré la diète; toux quinteuse, très fréquente, dyspnée; râles fins disséminés dans tout le thorax. T. 38°8 matin et soir. Traitement: bains froids, Todd, acide lactique.

9 mars. — Température tend à descendre, l'enfant est toujours très souffrant; mêmes signes fonctionnels et stéthoscopiques que la veille.

10 mars. — La température, qui, la veille, était à 37°8, remonte le soir à 38 8; les lèvres sont fissurées, la toux est fréquente, quinteuse et rauque. Râles sous-crépitants très fins à la base droite; enfant très oppressé. Traitement précédent et en plus sérum en injection sous-cutanée.

Le foyer pulmonaire se résout peu à peu et disparaît complètement le 15 mars; le tout a duré huit jours.

L'enfant guérit complètement et quitte le service le 1er avril.

OBSERVATION XII

(Due à l'obligeance de M. Meunier)

Deutsch, Martha, 3 mois. Rougeole compliquée d'entérite chez une enfant ayant eu une préinfection intestinale.

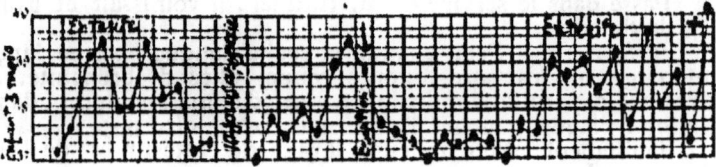

LES INFECTIONS BUCCO-PHARYNGÉES DE LA ROUGEOLE

Ces infections, de même que celles que nous avons déjà étudiées, se voient plus souvent chez les enfants atteints de rougeole à l'hôpital qu'en ville : la raison est la même : le milieu hospitalier, les chances de contact et surtout le mauvais état antérieur.

Chez les enfants préinfectés à la rougeole, les manifestations buccales sont presque constantes ; ce qu'on voit très souvent ce sont des crevasses, des fissures longitudinales plus ou moins nombreuses, fissures que ne tardent pas à couvrir un exsudat grisâtre ; elles siègent aux lèvres et saignent très facilement. Leur existence est de règle chez le rubéolique préinfecté ; elles précèdent ou coexistent avec l'infection broncho-pulmonaire ; leur existence nous inquiétait toujours ; chaque fois que M. Hutinel se trouvait en présence d'un rubéolique avec des lèvres fissurées, il réservait son pronostic ; l'enfant était « entouré » ou isolé d'emblée. Cette variété de stomatite serait due à un streptocoque d'une virulence extrême.

Cette stomatite ulcéreuse ne reste pas toujours localisée aux lèvres ; des ulcérations recouvertes par de petits points blancs se voient en même temps sur la langue et les joues : l'haleine est plus ou moins fétide.

La stomatite gangréneuse n'existe plus dans le milieu hospitalier. Oyon, en parlant de la rougeole aux Enfants-Assistés, en 1874, dit : « La fréquence de la gangrène est une des anomalies les plus frappantes des épidémies de rougeole aux Enfants-Assistés. » Depuis un an que je fais mon service à l'hospice des Enfants-Assistés, je n'ai vu qu'une seule fois la stomatite gangréneuse chez un enfant vigoureux et bien constitué (Obs. XIII). Cet enfant, admis au lazaret en décembre

1897, où régnait, de même que dans le reste de l'hôpital, la grippe, fait la rougeole plusieurs jours après son admission. Dès le premier jour de l'éruption, les lèvres et la langue se trouvaient couvertes par une série de petites ulcérations à sécrétion abondante et épaisse; cinq jours plus tard, les ulcérations, plus larges et plus profondes, envahissent le fond de la gorge; le 10 janvier 1898, l'haleine devient extrèmement fétide; le fond de la gorge est tapissé par des plaques d'un gris noirâtre; la muqueuse sous-jacente est ulcérée; l'enfant succombe à son infection buccale et broncho-pulmonaire.

En même temps que cet enfant, il en arrive trois autres, venant également du lazaret avec rougeole préinfectée et infection buccale (stomatite diphtéroïde): tous les trois font de l'infection broncho-pulmonaire; un seul succombe.

Ces infections buccales deviennent rares, grâce aux mesures prophylactiques. Le noma est exceptionnel; aux Enfants-Assistés, nous n'en avons pas vu; à Trousseau, sur 700 cas (Statistique de rougeole de 1895, M. Comby), il y a eu 2 cas de noma; au même hôpital et en 1895 (Netter), il n'y a eu qu'un seul cas.

Ces infections, peu graves par elles-mêmes, constituent autant de portes d'entrée pour le staphylocoque, le streptocoque, etc.; lésion locale au début elle devient ou favorise une infection broncho-pulmonaire, d'un pronostic très grave.

Wermeille (1) a vu très souvent la broncho-pneumonie évoluer en même temps que les infections buccales et nasales. Au mois de janvier 1891 les mesures antiseptiques de la bouche et du nez n'étant pas prises, la mortalité fut de 40 %. Sur 60 cas de rougeole il en cite 31 sans complications: dans 29 autres cas, la rougeole était compliquée de broncho-pneumonie:

Sur ces 29 cas
- la stomatite a précédé la broncho-pneumonie 14 fois
- elle a été contemporaine . . . . 8 fois
- pas de lésions buccales . . . . 7 fois

(1) Wermeille. Stomatite et rhinite impétigineuse dans la rougeole; leur rapport avec la broncho-pneumonie. — Thèse de Paris, 1891.

Le traitement antiseptique institué aux mois de février et mars, réduit la mortalité à 22 %. Sur 11 rougeoles, 19 évoluèrent sans complications ;

**Sur les
22 autres** { 15 cas de stomatite et rhinite à staphylocoques
sans lésion broncho-pulmonaire.
7 avec broncho-pneumonie.

Il est tout à fait logique de penser qu'en supprimant dans la rougeole une source d'infection on puisse supprimer ou prévenir l'infection broncho-pulmonaire ; mais, ce n'est pas là l'unique origine de la broncho-pneumonie ; la nature de cette dernière infection est beaucoup plus complexe (voir chap. Broncho-pneumonie dans la rougeole) et les mesures nécessaires pour l'éviter ont été indiquées plus haut.

En présence d'une rougeole avec infection buccale, les lavages à l'eau bouillie 2-3 fois par jour rendront de grands services ; les collutoires ne sont guère à recommander, car, en frottant vigoureusement (comme on le fait d'habitude) la muqueuse buccale, si friable dans la rougeole, on risque de l'ulcérer et de favoriser la pénétration des microbes, hôtes normaux de la bouche.

Les injections de sérum artificiel et les stimulants (Todd, acétate d'ammoniaque) sont utiles dans les infections streptococciques de la bouche, même avant que l'infection broncho-pulmonaire ne soit apparue.

OBSERVATION XIII

Stomatite diphtéroïde des lèvres au cours d'une grippe. — Rougeole. — Infection buccale grave, broncho-pulmonaire et intestinale dans la convalescence de la rougeole. — Mort.

Bouget, Marguerite, née le 6 septembre 1891, admise le 11 décembre 1897 au Lazaret, où régnait la grippe, monte en médecine le 20 décembre pour la grippe.

Enfant bien constituée et forte; pas de rachitisme. Presqu'en même temps que le début de sa grippe (le 22 décembre) les lèvres se recouvrent le long de leur face muqueuse par un exsudat pseudo-membraneux se détachant facilement; la langue est comme vernissée et rouge ; l'état général n'a jamais été grave, la température maxima est à 38°.

Le 31 décembre, passe aux douteux comme suspecte de rougeole ; la température de 38° monte à 40° ; l'état buccal est plutôt mieux.

1ᵉʳ janvier. — Eruption de rougeole presque nulle dans la moitié supérieure du corps ; quelques taches discrètes derrière les oreilles ; éruption confluente, presque scarlatiniforme, aux membres inférieurs.

Infection buccale très accusée ; langue, gorge et lèvres sont recouvertes par un enduit sale, épais ; l'enduit enlevé on aperçoit de toutes petites ulcérations d'une dimension d'une tête d'épingle. Râles de bronchite généralisée.

L'éruption de même que la température suivent une évolution presque normale et le 6 janvier la fièvre est complètement tombée ; T. 37°.

L'infection buccale persiste, les ulcérations sont plus nombreuses, plus larges ; râles toujours gros, pas de foyer soufflant.

Le 7-8 janvier, la température monte, le 10 elle est à 39° matin et soir et persiste au même degré jusqu'à la fin ; l'état général toujours mauvais.

10 janvier. — Enfant profondément infectée, respiration difficile par l'état bronchique et par le nez obstrué par des croûtes épaisses d'odeur nauséabonde. En approchant de son lit on est frappé de l'haleine fétide ; la voûte palatine et le fond de la gorge sont tapissés par un mucus concret, noirâtre, d'une odeur repoussante ; enlevé, on aperçoit les amygdales recouvertes par une fausse membrane noirâtre, diffluente, s'étendant sur les côtés de la voûte et du voile du palais. Râles fins disséminés. Dort continuellement et se nourrit à peine.

11 janvier. Etat toujours grave : lèvres un peu mieux, langue sèche et collante ; large ulcération sur chaque amygdale recouverte par une fausse membrane noirâtre d'odeur fétide. Râles disséminés ; respiration rendue difficile par l'état de l'arrière-gorge ; l'infection bronchique est peu développée.

Meurt dans cet état le 12 janvier à 2 heures m.

L'autopsie n'a pu être faite.

Réflexions. — Une infection buccale banale qui, dans de toutes autres circonstances, aurait guéri, devient un accident grave et fatal par le fait de la rougeole. Le tout s'est limité aux régions préinfectées, l'appareil broncho pulmonaire presque toujours touché dans ces conditions entrait pour très peu de chose dans l'étiologie de l'infection extrêmement sérieuse provoquée par la rougeole.

C'est le seul cas de gangrène grave que nous ayons constaté dans le courant de l'année dans la rougeole ; dans deux autres circonstances nous avons vu se développer de petits abcès cutanés sur un terrain déjà profondément infecté ; ces abcès gangrénés ne jouèrent qu'un rôle accessoire dans l'évolution ultérieure de la rougeole ; l'un guérit, l'autre fut suivi de mort.

OBSERVATION XIV.

Infection pharyngée. — Rougeole. — Purpura. — Guérison

Aguesa, Lucie, née le 27 décembre 1893, arrivée à l'hospice des Enfants-Assistés le 30 mars 1897.

Admise dans le service de M. Hutinel le même jour pour mal de gorge et fièvre. Enfant bien constituée, sauf léger degré de rachitisme : incurvation des tibias et des fémurs, augmentation légère de volume des épiphyses de ces os.

30 mars. — T. 38° ; angine pultacée ; examen direct et après ensemencement du mucus de la gorge ne fournit rien que du streptocoque.

3 avril. — Plaque blanche sur l'amygdale gauche, amygdales grosses ; nouvel examen bactériologique : streptocoque.

5 avril. — Stomatite diphtéroïde des lèvres ; ulcération arrondie et recouverte par un mince dépôt blanc à la lèvre supérieure ; fausse membrane occupant toute la surface interne de la lèvre inférieure ; pustules d'impétigo sur les fesses. L'examen bactériologique révèle du staphylocoque aussi bien dans la fausse membrane que dans le pus des pustules de la fesse.

6 avril. — Ascension légère de la température ; catarrhe oculo-nasal et bronchique.

8 avril. — Éruption de rougeole à la face ; toux légère, râles de bronchite ; gorge rouge, quelques petits points blancs ; exanthème gingival ; coryza léger. T. m. 38°6. soir 39°.

9 avril. — Éruption généralisée ; gorge et lèvres se nettoient ; catarrhe bronchique très intense ; T. m. 39°, soir 40°.

10 avril. — L'enfant est isolé à cause de la persistance de la température au voisinage de 40° ; l'éruption est extrêmement intense, d'une teinte presque hémorrhagique ; abattement profond, gorge très rouge, peu de râles dans la poitrine. Bains froids et sérum.

11 avril. — La température est à 38°, l'éruption moins intense ; gorge toujours très rouge ; éruption de purpura très confluente siégeant au menton, aux lèvres, aux yeux et au cou ; d'autres taches purpuriques apparaissent aux coudes, à la face antérieure des avant-bras et à la face interne des cuisses.

14 avril. — Température normale; en plus du purpura des jours précédents, on aperçoit de larges placards d'un rouge flambant sur les membres et sur le tronc. Râles de bronchite; état meilleur.

14 avril. — Enfant tout-à-fait bien; purpura presque disparu; pas d'albumine; peu de râles bronchiques.

Rendue aux parents le 18 avril.

Réflexions. — L'évolution de la rougeole a été normale, si ce n'est l'intensité de l'éruption ; le cycle fébrile a suivi un cours normal; mais il n'en est pas moins vrai que la rougeole, chez cette enfant, a été traversée par un accident avec lequel il faut toujours compter. Cette éruption purpurique, de nature probablement streptococcique, ne paraît être en somme que le réveil de l'infection streptococcique qui a précédé la rougeole, mais s'étant manifesté sous une autre forme : angine et stomatite à streptocoques.

Le pronostic chez cette enfant a été plutôt bon, car elle était vigoureuse, bien constituée; elle avait quatre ans.

PRÉINFECTION CUTANÉE ET ROUGEOLE

Les infections cutanées de la rougeole se voient de préférence chez les enfants préinfectés à la rougeole : la préinfection a été tantôt une lésion cutanée, tantôt, au contraire, une lésion buccale ou autre. Les manifestations cutanées se voient surtout chez les enfants qui, antérieurement à la rougeole, ont présenté une infection staphylococcique ; or, supprimer cette lésion suffira dans beaucoup de cas à prévenir l'infection cutanée dans le cours ou la convalescence de la rougeole. Malgré ces précautions mêmes, l'enfant, débilité par une infection cutanée antérieure et paraissant même guéri au moment de l'apparition de la rougeole fera sous son influence une infection cutanée rappelant la préinfection à la rougeole ou plus souvent encore une infection broncho-pulmonaire.

La rougeole favorise le développement des gangrènes disséminées de la peau chez les enfants avec préinfection cutanée. Cette préinfection peut être un simple petit abcès (1), une pustule vaccinale ou l'impétigo (2), la gale avec infection secondaire (Obs. personnelle); dans tous ces cas la gangrène n'est autre qu'une infection greffée sur une infection antérieure réveillée et aggravée par la rougeole.

Le début de la gangrène cutanée est constitué par une petite bulle ou phlyctène , au deuxième stade c'est une ulcération autour de laquelle se développe une auréole rouge plus ou moins étendue ; à une dernière période une escharre

(1) Caillaud. Des gangrènes infectieuses disséminées de la peau chez les enfants. — Thèse de Paris, 1896.
(2) Charmoy. Gangrènes disséminées de la peau chez les enfants. — Th. de Paris, 1890.

noirâtre et séparée des parois de l'ulcération par un sillon circulaire se détache et il reste une cavité arrondie à bords indurés avec ou sans sécrétion séro-purulente, selon que la gangrène tend à la guérison ou non.

C'est une affection microbienne, d'origine staphylococcique dans la majorité des cas : le staphylocoque doré très virulent a été trouvé à plusieurs reprises dans le sang du vivant du malade (Martin de Gimard, Demme, etc.)

Ces staphylococcies cutanées guérissent ; la surinfection la plus à craindre c'est la broncho-pneumonie.

L'époque d'apparition de ces infections cutanées dans la rougeole est des plus variables ; tantôt c'est au début, c'est le plus rare ; le plus souvent l'infection cutanée apparaît en pleine convalescence, seule ou associée à une autre complication de la rougeole.

L'antisepsie médicale doit être rigoureuse dans le traitement de ces complications : l'isolement complet (les gangrènes disséminées de la peau sont contagieuses) ; un bain de sublimé tous les matins ; pulvérisations avec de l'eau boriquée tiède plusieurs fois par jour ; après chaque bain, saupoudrer largement les points gangrénés avec un mélange d'iodoforme et de sous-nitrate de bismuth à parties égales ; le traitement interne (Todd, sérum artificiel) ne sera pas négligé.

OBSERVATION XV

Abcès cutanés. — *Rougeole.* — *Infection staphylococcique.* — *Gangrène disséminée.* — *Mort.* — (Obs. de Meunier publiée dans la thèse de Caillaud). — (Résumée).

Hélinch, 15 mois, arrive aux Enfants-Assistés avec une rougeole contractée à l'hôpital de Châtillon ; rougeole d'apparence normale. « L'enfant porte un *petit abcès cutané* à la partie postérieure de la tête, récemment suppuré et déjà flétri, et un petit panaris superficiel au niveau de la phalangine de l'index droit ».

Dès le lendemain infection bronchique et intestinale ; apparition d'une série de petits abcès au voisinage de celui de la tête ; le panaris suppure de nouveau.

Les jours suivants apparition de nombreuses pustules

avec gangrène consécutive sur la tête, le cou, les épaules, le dos, les reins, les fesses. En même temps se déclare une broncho-pneumonie diffuse: la température en plateau se maintient entre 40°2 et 41°2; les 2 derniers jours seulement la température atteint le matin 37°6 et 37°5. L'enfant meurt 11 jours après le début de la rougeole.

Autopsie. — Broncho-pneumonie du lobe moyen du poumon droit; infection bronchique bilatérale. « A droite, entre la paroi costale et le poumon, au niveau de la scissure interlobaire supéro-moyenne, non loin des articulations chondro-costales, se trouve un abcès pleural de la grosseur d'une amande, rempli de pus crémeux strié de quelques gouttelettes de sang ».

Pas de tuberculose.

Examen bactériologique : « Le pus pleural, l'exsudat interlobulaire non suppuré, le sang du cœur, recueillis 18 heures après la mort et le liquide des bulles pemphigoïdes recueilli pendant la vie ont donné des cultures pures de staphylococcus aureus, d'une virulence telle qu'une injection intraveineuse de 2ᶜᶜ d'une culture dans le bouillon datant de 48 heures tuait un lapin en 18 heures avec septicémie suraiguë.

» La pulpe splénique, et le sang de la veine splénique ont fourni des cultures associées de staphylococcus aureus et de bacterium coli ».

OBSERVATION XVI

Vaccination, impetigo, rougeole, gangrène disséminée de la peau — Mort.
(Obs. publiée dans la thèse de Charmoy. Résumée)

Hélène B., 22 mois. Vaccinée il y a quatre mois; *impétigo* 2-3 semaines après : otite; *la rougeole apparaît.* Les croûtes impétigineuses du dos deviennent noires : le reste du corps est couvert de placards impétigineux qui revêtent d'autant plus l'apparence mélicérique, qu'ils s'éloignent davantage des précédents.

Les jours suivants apparaissent en plusieurs endroits du corps (sur les placards d'impétigo) des plaques noires; ces escharres en se détachant laissent à découvert des ulcérations à bords indurés et taillés à pic.

Infection bronchique : pas d'hépatisation.

Deux jours avant la mort, diphtérie pharyngée et stomatite diphtéroïde des lèvres.

L'enfant meurt 11 jours après le début de la rougeole.

Autopsie. Tuberculose du sommet droit ; congestion pulmonaire double ; tuberculose des ganglions trachéo-bronchiques.

OBSERVATION XVII

Gale et staphylococcie cutanée. — Rougeole. — Durée anormale. — Guérison.

Lecesne, Maurice, né le 18 octobre 1893, est amené dans le service de M. Hutinel, à l'hospice des Enfants-Assistés, le 28 avril 1897.

Gale compliquée d'abcès multiples de la peau. Entre à l'hospice en même temps que son frère, atteint également de gale et d'abcès.

Reste dans le service de Médecine du 28 avril au 14 mai. Le 14 mai, catarrhe oculo-nasal, gorge rouge et toux rauque ; passe au pavillon de la rougeole.

Le 15 mai, éruption morbilliforme typique. La température n'atteint même pas 39°. Ronchus sonores. Toux légère.

19 mai. Ascension thermique T. m. 39°, le soir 39°5 ; râles plus fins ; respiration rude aux sommets ; état général bon.

23 mai, température normale ; signes pulmonaires disparus.

Réflexions : Cet enfant a fait une rougeole anormale par le fait de l'existence d'une infection cutanée banale antérieurement à la rougeole. Il est probable qu'il aurait fait une infection broncho-pulmonaire plus sérieuse si, au lieu d'avoir 4 ans, il n'avait eu que 2 ans ou moins. L'âge est le premier élément essentiel à prendre en considération dans le pronostic de la rougeole.

TUBERCULOSE ET ROUGEOLE

De toutes les conséquences de la rougeole, il n'est pas de plus grave et de plus triste que la tuberculose pulmonaire, et malheureusement elle n'est pas rare. La rougeole agit vis-à-vis de cette infection spécifique comme pour toute autre infection banale : un tubercule pulmonaire ou ganglionnaire, latent jusqu'au moment de l'apparition de la rougeole, deviendra, sous l'influence de cette dernière maladie, le point de départ d'une granulie, d'une tuberculose pulmonaire ou méningée.

Les auteurs anciens connaissaient l'influence néfaste de la rougeole sur une tuberculose antérieure; Hoffmann, Guersant, Rilliet et Barthez, Michel Lévy et d'autres avaient constaté la fréquence des manifestations tuberculeuses dans la convalescence de la rougeole. La tuberculose n'éclate pas fatalement immédiatement après ou dans le cours de la rougeole; elle peut survenir plusieurs semaines ou plusieurs mois après la guérison de la rougeole.

Fiessinger, sur 650 cas de rougeole, a noté 15 complications tuberculeuses dans l'année qui a suivi cette épidémie de rougeole. Sur ces 15 cas se trouvent : 3 tuberculoses ganglionnaires, 15 méningites tuberculeuses et 1 mal de Pott.

Sur 253 rougeoles observées par nous-même en 1897 aux Enfants-Assistés nous avons trouvé 6 fois des lésions tuberculeuses à l'autopsie : tuberculose des ganglions trachéo-bronchiques quatre fois ; une fois nous avons rencontré une caverne pulmonaire avec ulcérations intestinales et tuberculose des ganglions mésentériques ; enfin, une seule fois, la méningite tuberculeuse.

La rougeole fait-elle naître la tuberculose en dehors de

toute atteinte antérieure, comme le veulent certains auteurs (Rayer, Barrier) ?

Ou bien la rougeole ne fait-elle que réveiller une affection jusqu'alors latente ? Cette dernière opinion a prévalu et a été acceptée par tous les cliniciens.

Les enfants tuberculeux ou en apparence bien portants font une rougeole : la tuberculose ne surviendra pas fatalement sitôt la rougeole terminée ; tel enfant paraissant guéri et avoir recouvré la santé, meurt 4-5-6 mois plus tard tuberculeux.

Les méningites ont toujours paru plus fréquentes dans les années traversées par des épidémies de rougeole ou de grippe (Hutinel, Fiessinger).

La rougeole comme maladie générale, en affaiblissant l'individu d'une part et en réveillant l'activité du bacille, jusqu'alors cantonné, d'autre part, favorise la diffusion de l'infection tuberculeuse dans les poumons, ganglions, méninges, c'est-à-dire dans les endroits où le tubercule se développe de préférence.

Les manifestations tuberculeuses post-rubéoliques sont : la granulie ou broncho-pneumonie tuberculeuse aiguë ; la tuberculose chronique ; plus rarement la méningite tuberculeuse.

L'enfant tuberculeux et qui fait la rougeole ne meurt pas toujours de sa tuberculose ; il meurt d'une broncho-pneumonie banale, non tuberculeuse. En effet, à l'autopsie de ces enfants, on trouve les lésions d'une broncho-pneumonie classique : la lésion tuberculeuse est insignifiante · un ganglion caséifié, un tubercule pulmonaire, des lésions, incapables par elles-mêmes de provoquer la mort. L'enfant tuberculeux se prête à merveille aux infections secondaires, la rougeole les favorise comme pour toutes les autres préinfections.

Babès, Dullocq et Menétrier avaient observé des tuberculeux succombant à des infections broncho-pulmonaires provoquées par le streptocoque ou le pneumocoque.

Mosny a souvent trouvé dans les foyers de broncho-pneumonie post-rubéolique et chez des enfants tuberculeux,

non le bacille de Koch, mais le pneumocoque et le streptocoque.

Aviragnet (1), dans les broncho-pneumonies tuberculeuses
post-rubéoliques, considère la lésion streptococcique primitive,
le bacille de Koch n'y pénètre que secondairement ; il y
trouve un milieu de culture favorable à son développement.
« Le bacille de Koch est incapable de transformer seul le
poumon en un bloc d'hépatisation. »

Les formes anatomiques de la tuberculose post-rubéolique
sont des plus variées : tantôt c'est une tuberculose miliaire
confluente, tantôt une broncho-pneumonie à noyaux disséminés ou une broncho-pneumonie blanche due, selon M. le
professeur Grancher, à une association du streptocoque et
du bacille de Koch.

Au point de vue clinique il y a deux formes à distin-
guer : la tuberculose aiguë et chronique. Le tableau clinique
de la tuberculose aiguë est celui du catarrhe suffocant ou
d'une broncho-pneumonie banale.

Si c'est au contraire la tuberculose pulmonaire chronique
qui s'installe, le tableau clinique sera celui de la broncho-
pneumonie chronique avec certaines variantes insuffisantes
pour faire un diagnostic précis. Réserver son pronostic et
surtout son diagnostic, c'est plus prudent ; tenir compte de
l'état antérieur, des notions d'hérédité, etc. « Je ne connais
pas, pour ma part, de problème plus délicat, plus difficile
que le pronostic d'une tuberculose qui commence, surtout
chez un enfant où le diagnostic est encore plus difficile que
chez l'adulte (2) ».

---

(1) Aviragnet. De la tuberculose chez les enfants. — Th. de Paris, 1892.
(2) Traité de médecine et de thérapeutique, par Brouardel et Gilbert, t. I,
p. 294. — Rougeole, par M. Grancher.

GRIPPE ET ROUGEOLE

C'est une des plus funestes associations; l'une et l'autre
favorisent l'envahissement de l'organisme, de l'appareil broncho-pulmonaire plus spécialement par les infections secondaires et rendent le petit malade incapable de résister et de
lutter.

La grippe, maladie déprimante par excellence, met le
petit malade en état de réceptivité morbide; cette vulnérabilité de tout enfant grippé, rendra grave toute infection
ultérieure; une bronchite, une angine, une rougeole survenant chez un enfant atteint de grippe, réveillera et exaltera
la virulence des germes qui habitent nos milieux; une broncho-pneumonie en sera le plus souvent la conséquence.

La susceptibilité du poumon d'un enfant atteint de grippe
est encore prouvée par le fait d'observation suivant : Plusieurs de nos enfants atteints de grippe étaient disséminés
un peu partout; ceux qui étaient placés dans le « couloir »
(ancienne salle réservée aux enfants peu malades) guéris-
saient de leur grippe dans l'espace de 3-4 jours; ceux qu'on
couchait, par mégarde ou faute de place, dans la grande
salle (service des infectés), ceux-là faisaient souvent des
grippes compliquées.

La rougeole trouve donc dans l'enfant grippé une série
de circonstances qui rendent cette association des plus graves.
Nos enfants atteints de grippe et rougeole sont décédés presque tous.

Les complications portent de préférence sur l'appareil
broncho-pulmonaire : trois enfants atteints de grippe et de
rougeole au mois de janvier dernier, tous les trois venant
du Lazaret, ont présenté des complications bucco-pharyngées
extrêmement graves.

Les infections broncho-pulmonaires provoquées par cette association ont présenté un tableau clinique différent, selon que la grippe et la rougeole évoluaient successivement ou simultanément.

Dans le premier cas le tableau clinique était celui d'une broncho-pneumonie banale : **dans le dernier cas l'enfant présentait dès le début du catarrhe suffocant.**

Sur les neuf cas de catarrhe suffocant trois sont morts ; le dernier vit encore, son état général est très grave, la persistance de la température, les signes pulmonaires et surtout l'amaigrissement considérable font craindre sur ce petit enfant l'évolution d'une tuberculose aiguë.

M. Hutinel nous a attiré dernièrement l'attention sur une autre modalité de l'infection broncho-pulmonaire chez les enfants atteints de grippe : le *poumon splénisé* se traduit par de la matité avec diminution du murmure vésiculaire à la base d'un ou de deux poumons ; dyspnée et état général plus grave que ne l'indique l'état local.

Le pronostic est plus grave dans les cas d'évolution simultanée que dans les cas d'évolution successive.

Le diagnostic de cette association nous sera fourni par la constatation directe du bacille de Pfeiffer dans le suc pulmonaire ou dans le sang : la coexistence d'une épidémie de grippe nous aidera à poser ce diagnostic.

Le traitement de cette association doit être rigoureux dès le début : c'est celui de toute rougeole compliquée : la quinine et l'acétate d'ammoniaque, médicaments spécifiques de la grippe, seront donnés à haute dose.

OBSERVATION XVIII

Catarrhe suffocant d'origine grippale et rougeole. — Mort (1)

Seguin, Oct., arrive le 26 mars dans le service de M. Hutinel. Dès le premier jour, fièvre intense. Rien à l'aus-

(1) Les notes bactériologiques de cette Observation ont été communiquées par M. Meunier, chef de laboratoire; elles sont déjà consignées dans la Thèse de Veillon sur le catarrhe suffocant d'origine grippale. — Th. de Paris, 1897.

cultation. Le lendemain, la température est à 39°6 et le soir à 40°5 ; le diagnostic de rougeole probable est posé.

28 mars. — Éruption de rougeole; dyspnée intense et toux fréquente; râles fins à la base gauche avec légère submatité. L'état général est des plus mauvais; l'enfant respire très péniblement et se plaint d'une douleur dans le côté gauche du ventre. M. Hutinel pose le diagnostic de rougeole compliquée de catarrhe suffocant; mais, vu l'intensité de la maladie et l'habitude que nous avions de ne voir ces rougeoles que chez des enfants antérieurement malades, on pense à une évolution simultanée de la rougeole et de la grippe, qui régnait en ce moment à l'hôpital.

29 mars. — Éruption très intense. Râles abondants de deux côtés et en arrière. T. : 39°2 et le soir 40°1 ; pouls rapide ; état général grave.

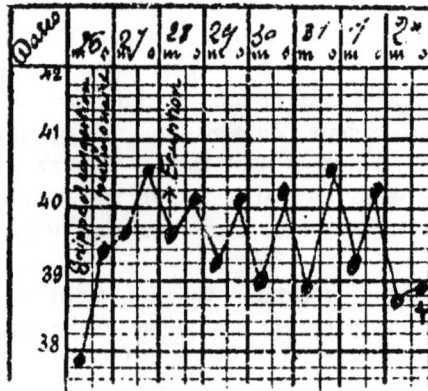

30 mars. — Il ne reste plus rien de l'éruption: à l'auscultation, on entend des râles sous-crépitants très nombreux à la base droite; diminution du murmure vésiculaire à gauche; abattement profond. Ce jour, on pratique une ponction pulmonaire au niveau du lobe inférieur du poumon droit; les ensemencements ont fourni des cultures pures du bacille de Pfeiffer.

31 mars. — L'enfant paraît mieux : signes physiques pulmonaires n'ont pas changé : angoisse respiratoire le soir en même temps que l'apparition d'un foyer congestif à la base du poumon gauche ; T. 40°5.

1er avril. — Râles fins aux deux bases, l'inspiration soufflante à droite, pouls petit, mou ; dyspnée moindre ; T. m. 39°2, le soir 40°2 ; agitation et délire ; urines rares et albumineuses. Ponction des deux poumons : le poumon gauche fournit toujours du bacille de Pfeiffer.

2 avril (matin). T. 38°7 ; l'état général est mauvais ; respi-

ration faible à la base gauche ; pas de mutité, pas de souffle : râles caverneuleux en avant et à gauche ; dyspnée extrême, adynamie profonde. Des taches purpuriques apparaissent aux coudes et aux jambes.

Le soir. — Asphyxie progressive, extrémités cyanosées et froides ; tous les moyens employés échouent (saignée, injections de spartéïne et éther, sérum) ; elle meurt à 11 h. du soir.

Autopsie. — Les plèvres ne contiennent qu'un peu de liquide clair. Les poumons sont remarquables par leur masse et leur poids ; ils présentent une teinte violacée et noirâtre aux bases et en arrière ; des lobules rosés et emphysémateux existent dans les régions antérieure et supérieure.

A la coupe l'aspect du tissu pulmonaire varie selon les points considérés. Les lobes inférieurs sont le siège d'une broncho-pneumonie diffuse d'aspect mamelonné en quelques points, mais limitée plus généralement au stade de la congestion. Le poumon est couleur lie de vin et laisse sourdre par la pression un liquide séro-sanguinolent mêlé d'un liquide louche et spumeux qui s'écoule par les bronchioles béantes.

Ganglions trachéo-bronchiques rouges et tuméfiés ; pas de tuberculose.

Cœur normal ; sang épais et noir.

Foie, rate et rein gros.

Examen bactériologique. — Les recherches ont été faites pendant la vie et après la mort.

1° *Pendant la vie* : Ponction du lobe inférieur du poumon droit (le 5e jour de la maladie) ; cultures pures de Pfeiffer.

Deux autres ponctions de deux poumons (le 7e jour) · le poumon gauche seul fournit après 48 heures une culture pure du bacille de Pfeiffer.

L'ensemencement de quelques gouttes de sang provenant de la saignée (le jour de la mort) resta stérile.

2° *Après la mort* : Sur les ensemencements faits avec les différents liquides de l'organisme, le suc du poumon droit seulement a fourni un semis abondant de colonies tout à fait identiques à celles des ensemencements positifs faits pendant la vie.

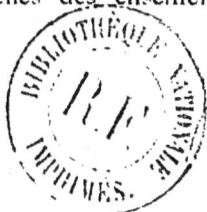

OBSERVATION XIX (1)

26 juillet 1896. — C... (Armand), 2 ans 2 mois, venant de l'annexe de Thiais. Rougeole, compliquée le troisième jour de l'éruption, de broncho-pneumonie : le huitième jour, angine pseudomembraneuse non diphtérique (streptocoques, staphylocoques, etc.) : érythème infectieux ; stomatite : diarrhée. Foyer broncho-pneumonique à droite ; dyspnée intense. La température reste en plateau, avec de faibles oscillations, entre 39° et 40°6.

4 août (huitième jour de la broncho-pneumonie). Cyanose agonique : *Ensemencement du sang de la veine; Pfeiffer pur*. Mort le soir.

Autopsie : Bronchopneumonie double, hépatisée ; exsudat pleurétique abondant. Cultures polymicrobiennes : strepto-coques, staphylocoques, Pfeiffer, etc.

OBSERVATION XX

Le 9 novembre 1896. — Ch... (Raymond), 1 an, venant du dehors, bien portant. Poids : 9.400.

Le 12. Amené dans le service de médecine : bronchopneu-monie droite, dyspnée, agitation ; diarrhée. T. : 40°.

Le 17. Signes nets de bronchopneumonie : matité et râles sous-crépitants à la base droite ; respiration soufflante. Teint pâle, aspect cachectique. Gorge rouge, sans exsudat.

Ensemencement de la gorge : Streptocoques abondants et autres bactéries. — Ponction pulmonaire : millier de colonies de Pfeiffer, quelques colonies d'un coccus indéterminé. — Sang du doigt (à travers une pointe de feu) : quelques colonies de Pfeiffer.

Du 17 au 25. La bronchopneumonie évolue vers la réso-lution ; la température baisse progressivement et redevient normale vers le 25. Le poids de l'enfant, qui avait diminué de 1.600 grammes, commence à augmenter.

Du 25 novembre au 16 décembre. Température normale. Bon état général, pas de gêne respiratoire, alimentation et digestion régulières ; cependant le teint reste pâle. A l'aus-cultation, on entend toujours des râles sous-crépitants aux bases (dilatat. bronchique ?) et la base droite reste submate. Poids stationnaire à 8.600 grammes.

(1) Les trois observations qui suivent sont extraites du Mémoire de M. Meunier sur « dix cas de broncho-pneumonie infantile dues au bacille de Pfeiffer. Etude bactériologique, clinique et pathogénique ». (Arch. gén. de Méd. février et mars 1897.)

Le 18. Ascension thermique, puis rougeole déterminant la réapparition immédiate des accidents pulmonaires ; foyers de bronchopneumonie des deux côtés ; dyspnée intense ; état grave. Température oscille autour de 39°.

Le 28. Mort. Ensemencement post-mortem (5 heures) : Sang du cœur stérile : poumons : pas de Pfeiffer, mais grande abondance de microbes vulgaires : streptocoque, pneumocoque, staphylocoque doré, un proteus, deux bacilles, un diplocoque.

Autopsie. — Broncho-pneumonie suppurée avec dilatation bronchique dans la zone inférieure du lobe supérieur gauche et dans la moitié postéro-interne du lobe inférieur droit ; broncho-pneumonie mamelonnée au sommet droit : emphysème et atélectasie au sommet gauche. Ganglions du hile gros, rouges, non tuberculeux.

OBSERVATION XXI

Le 8 novembre 1896. — W... (Alfred), 22 mois, venant du dehors : enfant rachitique, très chétif, maigre, misérable. Poids : 7.000 (père et mère morts tuberculeux).

Le 9. Fièvre sans localisation infectieuse apparente (soupçon de tuberculose).

Les 12 et 14. Poussées irrégulières de fièvre ; quelques râles de bronchite disséminés ; rate grosse ; amaigrissement.

Du 15 au 18. État stationnaire, mais sans nouveaux accès fébriles ; décroissement progressif du poids.

Le 21. La température monte lentement : signes d'infection bronchique aux deux sommets ; à la base droite, râles fins et souffle. *Ponction pulmonaire : Pfeiffer pur, très abondant.*

Du 21 au 26. Température entre 39° et 40° ; respiration rapide, mêmes signes pulmonaires. Pas de diarrhée.

Le 29. Retour à la température normale ; résolution de la pneumonie droite, dont les signes ne disparaissent pas complètement : malgré la cessation des phénomènes d'infection, l'état général reste précaire, le poids ne cesse pas de diminuer.

Le 4 décembre. Petit accès de fièvre brusque et sans suite (38°4). *Ponction pulmonaire (au niveau du reliquat de la pneumonie récente) : Pfeiffer pur.*

OBSERVATION XXII

Grippe. — Rougeole. — Infection broncho-pulmonaire. — Staphylococcie cutanée. — Guérison.

Ramé, E., né le 1er avril 1896, est reçu au service des Sevrés, à l'hôpital des Enfants-Assistés, le 21 novembre 1897.

Le 21 nov., l'enfant descend à la Nourricerie, en même

temps que 26 autres enfants, à cause d'une rougeole qui s'y était déclarée, et qui y a été amenée par un enfant venant des Enfants-Malades, où il avait passé 15 jours.

Cet enfant était déjà malade dès la veille, car, à cette époque, à la Crèche comme dans le reste de l'hôpital, il régnait une épidémie de grippe caractérisée cliniquement par une ascension brusque de la température à 39° ou 40°; abattement de l'enfant, légère bronchite ou foyer fugace de congestion pulmonaire, gorge rouge; le tout durait 3-4 jours et se terminait le plus souvent par la guérison. A plusieurs reprises le bacille de Pfeiffer fut trouvé dans les cultures obtenues par l'ensemencement d'une gouttelette de sang provenant d'un poumon hépatisé.

Dès l'arrivée à la Nourricerie l'enfant est pris de fièvre, t. m. 39°5, s. 39°8, de toux violente, de dyspnée; râles sous-crépitants fins aux deux bases. Traitement : bains chauds, sérum artificiel, Todd, digitale et quinine, acétate d'ammoniaque.

Dès le 24 jusqu'au 30 décembre, état stationnaire; la fièvre, la toux et la dyspnée persistent; signes locaux de broncho-pneumonie double.

30 déc. T. 39°; éruption de rougeole, éruption généralisée et bien sortie; signes fonctionnels et physiques identiques.

4 déc. — La température, au lieu de descendre, remonte à 39°5; l'enfant est très fatigué, le teint pâle, les extrémités sont froides, le pouls très fréquent et petit. la dyspnée plus intense; foyer de râles sous-crépitants très fins et souffle aux deux tiers inférieurs et dans le creux de l'aisselle à droite.

7 décembre. — Température toujours à 39° ; le soir à 40° ; dyspnée intense ; mêmes signes stéthoscopiques.

8 décembre. — Matité et souffle expiratoire et doux à la base du poumon droit, pas de râles. Ponction : pas de liquide dans la plèvre, on retire quelques gouttes de sang dont l'ensemencement sur différents milieux ne fournit rien : il s'agissait peut-être du bacille de Pfeiffer, mais nous n'avions pas à ce moment à notre disposition le milieu qui lui est indispensable.

9 décembre. — La température baisse : va mieux, dyspnée et toux diminuent.

10 décembre. — Souffle diffus dans les deux poumons, plus marqué à droite ; respire tranquillement ; T. 38°.

1' décembre. — La température remonte au-dessus de 38° ; malgré un état général qui est bon, le pouls est à 120, la respiration à 36' ; matité dans la moitié inférieure du poumont droit, affaiblissement du murmure vésiculaire à ce niveau, râles gros et humides dans le reste du poumon ; râles plus secs et plus fins dans le poumon gauche. Sur le conseil de M. Hutinel je ponctionne de nouveau l'enfant avec l'appareil Potain et je ne retire rien.

23 décembre. — L'enfant est en pleine convalescence

depuis la dernière date: les phénomènes broncho-pulmonaires ont presque disparu. Il y a trois jours on découvre sur la fesse droite et sur la même ligne verticale trois pustules assez volumineuses et dont une laisse apercevoir un bourbillon noir, gangréneux, en train de se détacher. État général bon. Traitement : bains de sublimé, pulvérisations boriquées chaudes, pansement avec un mélange d'iodoforme et de sousnitrate de bismuth ; Todd.

27 décembre. — Les pustules sont en bonne voie de cicatrisation.

30 décembre. — Passé en médecine ; va bien.

OBSERVATION XXIII

Grippe. — Rougeole. — Broncho-pneumonie. — Mort. — Tuberculose pulmonaire et intestinale

Blondeau, Reine M., née le 30 janvier 1896, passe du service de la Crèche, où régnait la grippe et la rougeole, au service de la Nourricerie, le 21 novembre 1897.

21 novembre. — Enfant fatiguée, tousse beaucoup, température élevée, râles disséminés dans la poitrine. Traitement : révulsion, quinine, Todd.

Le 26 novembre la température atteint la normale pour remonter davantage les jours suivants ; dyspnée intense, broncho-pneumonie double plus marquée à gauche.

La température monte d'une façon presque régulière et graduelle pour atteindre 40° le 3 décembre soir, en même temps qu'apparaissent les premières taches de rougeole.

4 décembre. — Éruption de rougeole, pâle, discrète, presque généralisée. Très abattue ; lèvres sèches, fendillées, gercées ; langue et gorge sèches ; pharynx tapissé par des mucosités sales, épaisses. Température toujours élevée ; elle évolue entre 38°5, et 40° jusqu'à la fin.

5 décembre. — Éruption éteinte ; dyspnée, tousse fréquemment, toux quinteuse ; respiration soufflante et râles sous-crépitants fins à la racine des bronches gauches ; quelques râles à droite. Ponction pulmonaire (résultats à la fin de l'observation).

8 décembre. — État de plus en plus mauvais ; orthopnée ; R. 96 ; tirage sus-sternal et épigastrique ; extrémités cyanosées et froides ; lèvres sèches et ulcérées ; bouche et gorge sèches, collées par des mucosités épaisses aux régions voisines.

Le foie est énorme, déborde de cinq travers de doigt le rebord costal ; souffle énorme et râles gros et humides aux deux tiers inférieurs de la base du poumon gauche ; pouls insensible, battements cardiaques très faibles et très rapides; diarrhée abondante.

10 déc. — Enfant très mal ; tirage épigastrique très intense ; râles humides disséminés ; souffle persiste à gauche.

L'enfant s'éteint le 14 décembre ; le 12 et le 13 la température est remontée à 41° pour atteindre 40° au moment de la mort.

Dès le début de la rougeole et jusqu'à la fin, le traitement a été le suivant : bains chauds à 38° toutes les trois heures si la température rectale dépassait 38°5 : Todd avec quatre gouttes de digitale, 100 grammes de sérum en injection sous-cutanée, quinine.

Autopsie. — Grosse caverne interlobaire gauche. Broncho-pneumonie non tuberculeuse du poumon droit. Adénopathie médiastine caséeuse.

Pas de tuberculose dans les autres organes, sauf dans l intestin grêle (ulcérations) et dans le mésentère (ganglions caséeux).

OBSERVATION XXIV

Grippe et rougeole. — *Infection broncho-pulmonaire et intestinale.* — *Mort.*

Grosjean, Andrée, née en 1895, est admise au Lazaret aux Enfants-Assistés, le 11 novembre 1897. Monte en médecine le 1er janvier 1898 pour de la grippe contractée au Lazaret (il y en avait dans tout l'hôpital). Le 5 janvier prodromes de la rougeole et le 7 éruption. Enfant vigoureuse et forte ; éruption normale, est isolée dès le début vu la préinfection.

Le 6 janvier la température monte et le soir elle est à 40°2 ; reste en plateau aux différentes heures de la journée de même que les jours suivants.

L'éruption n'a duré que 48 heures, normale comme intensité et comme distribution topographique ; dès l'éruption et jusqu'au 10 janvier on assiste à une évolution brutale et progressive d'une infection des fines bronches caractérisée par une température élevée (40° matin et soir), dyspnée et angoisse intense, râles fins et disséminés, pas de foyer soufflant appréciable.

10 janvier. — Toux plus fréquente et pénible, dyspnée persiste, T. 40°, râles fins dans les deux poumons avec un foyer de souffle tubaire et de râle presque crépitant aux deux tiers inférieurs du poumon gauche. Infection intestinale avec trois selles blanches et très fétides.

11 janvier. — Même état grave ; R. 80 ; pouls petit, filiforme ; ventre gros et diarrhée verte ; râles fins et souffle au poumon gauche.

Meurt ce jour à 8 heures du soir.

Autopsie 24 heures après. Broncho-pneumonie pseudo-lobaire gauche (streptocoque et staphylocoque doré) ; emphy-

sème au sommet, petites bronches obstruées par un muco-
pus épais.

Congestion intense à la base du poumon droit. Ganglions
trachéo-bronchiques et mésentériques hypertrophiés, non
tuberculeux.

Rien de spécial aux autres organes.

OBSERVATION XXV

Grippe et rougeole. — Broncho-pneumonie. — Infection buccale. — Mort

V..., Germaine, née le 30 mai 1896, est admise à la
Crèche des Enfants-Assistés le 10 décembre 1897. Cette
enfant change de salle à plusieurs reprises; le 15 décembre,
elle passe à la Nourricerie pour de la vulvite; le 19 décembre,
monte en Médecine pour de la grippe; est isolée de nouveau le 30 décembre à cause d'un cas de rougeole déclarée à
l'infirmerie.

5 janvier. — Éruption de rougeole commence à peine;
Enfant fatiguée, dyspnéique, teint plombé; lèvres croûteuses,
sèches; gorge recouverte par des mucosités sales, épaisses;
râles très fins à la base gauche. La température est à 40°,
est toujours restée à peu près à 40° avec quelques légères
oscillations jusqu'au jour du décès

6 janvier. — Éruption belle et généralisée; voix aphone;
grincement de dents; large ulcération diphtéroïde provoquée
par la morsure de la langue; gorge très rouge; souffle
intense à la racine des bronches gauches; quelques râles à
la base droite.

9 janvier. — Stomatite ulcéreuse des lèvres; langue rouge
et dépouillée, avec de petites ulcérations; mêmes signes stéthoscopiques.

10 janvier. — État toujours grave; râles gros et fins disséminés; foyer d'hépatisation à droite et au sommet, et en
arrière.

11 janvier. — T. du soir à 40°4; état extrêmement mauvais; meurt le 12 janvier au matin.

Autopsie. — Large foyer de broncho-pneumonie à noyaux
très confluents, occupant presque tout le poumon droit;
bronches remplies de pus.

Ganglions normaux, foie gros et légèrement gras.

Réflexions. — Cette enfant a fait une rougeole grave par
le fait de la coexistence simultanée de la grippe, c'est certain; mais il n'en est pas moins vrai que le séjour de cette
enfant dans une série de services, les uns plus infectés que

les autres, entre pour une large part dans l'évolution fatale
de la rougeole. Tous les jours, nous sommes forcés de
déménager les enfants par le fait de la déclaration d'une
maladie essentiellement contagieuse : fièvre éruptive, grippe
ou broncho-pneumonie. L'existence d'un lazaret mieux dis-
posé que ne l'est celui qui existe réduirait encore davantage
la mortalité aux Enfants-Assistés.

OBSERVATION XXVI

Grippe. — Pneumonie franche. — Rougeole. — Broncho-pneumonie. — Mort

Ménard A., né le 30 janvier 1896, venant du dehors, bien
portant. Admis aux Enfants-Assistés le 21 novembre 1897, au
service de la Crèche.

Le 22 novembre, température du soir 38° ; enfant paraît
fatigué, tousse, on le fait monter dans le service de M. Hutinel.

23 novembre : enfant petit, chétif, maigre : micro-polyadé-
nopathie cervicale : incurvation rachitique des jambes, chapelet costal. Le matin, température 38°2 et le soir 38°6.
Râles de bronchite disséminés, respiration normale, ventre
ballonné, trois selles diarrhéiques.

Les jours suivants, l'état de l'enfant est meilleur : ronchus
bronchiques, selles normales, baisse légère de poids.

27 novembre, ascension brusque de la température le
soir, T. 39°3, dyspnée intense, vomissements, râles sous-
crépitants fins à la base du poumon gauche, pouls fréquent
et régulier, 126 ; retour de la diarrhée.

Du 28 novembre au 4 décembre, la température se maintient à une moyenne de 39° ; la dyspnée est très intense,
l'enfant est très agité, souffle très intense envahissant presque
tout le poumon gauche, selles nombreuses et extrêmement
fétides.

5 décembre, le matin T. 40° ; éruption de rougeole
typique prédominant au tronc, pâle à la face, gorge et gencives très rouges.

La respiration est très fréquente et anxieuse. R. 78 ; toux
et voix presque éteintes : souffle tubaire énorme et râles
sous-crépitants fins à la base gauche : râles moins fins disséminés dans les deux poumons. Traitement : Enveloppements
humides, potion de Todd avec 2 grammes d'acétate d'ammoniaque, 0.20 sulfate de quinine le soir.

6 décembre. T. le matin 38°8, le soir 38°5. Diarrhée persiste ; râles disséminés, nouveau foyer soufflant à la base
droite : enfant très déprimé, somnolent, respirant péniblement.

7 décembre. Respiration rude et soufflante partout : état grave : extrémités et nez froids ; transpiration abondante.

8 décembre. Enfant a beaucoup maigri, cyanose. Souffle généralisé.

Décédé le 9 décembre, à 2 heures du matin.

Autopsie le 10 décembre. — Méninges injectées : œdème cérébral très accusé à la convexité.

Ganglions trachéo-bronchiques augmentés de volume, congestionnés : pas trace de tuberculose.

Broncho-pneumonie pseudo-lobaire ; deux foyers, l'un occupe le lobe supérieur en partie du poumon droit ; l'autre la moitié inférieure du lobe supérieur gauche et empiète sur tout le lobe inférieur du même côté ; pus dans les petites bronches.

Le poumon droit adhérait fortement à la paroi thoracique et surtout au diaphragme et à la colonne vertébrale : il existait à ce niveau une large poche pleurale, multiloculaire, poche ancienne, il n'y avait pas une goutte de liquide, ni séreux, ni purulent.

OBSERVATION XXVII

Grippe. — Préinfection intestinale. — Rougeole. — Infection bronchique pendant la convalescence. — Guérison.

Bion, Yvonne, née le 9 décembre 1896, est amenée à l'hospice des Enfants-Assistés, le 21 novembre 1897. Est admise à la crèche. Deux jours après passe à la Nourricerie comme suspecte de rougeole (un cas de rougeole s'est produit à la crèche).

21 nov. — Enfant pâle, gros ventre, thorax légèrement aplati ; trois selles diarrhéiques jaunes, quelques râles de bronchite, T. s. 38°. On porte le diagnostic de grippe avec infection intestinale. Oscillations irrégulières de la température les jours suivants.

4 déc. — Éruption morbilleuse, plus marquée au tronc et à l'abdomen. Enfant très pâle, vomit et a de la diarrhée ; très dyspnéique ; râles sous-crépitants et humides généralisés avec maximum à droite. T. 38°6.

7 Déc. — Enfant toujours très pâle ; dyspnée moins accusée ; état pulmonaire analogue, tousse moins et boit bien.

8 déc. — Râles plus gros, état général meilleur.

Depuis ce jour, l'enfant va bien, ne tousse presque plus, l'infection bronchique et intestinale est en voie de résolution : la température est à 37°.

16 déc. — Ascension thermique. T. m. 38°, s. 38°6 ; diar-

rhée; toux et dyspnée; réapparition de râles fins dans la poitrine, foyer soufflant à la racine des bronches gauches.

Du 16 au 22, la température oscille entre 38° et 39°, les signes fonctionnels, et physiques restent à peu près les mêmes.

Le 22, la température atteint la normale et ce jour l'enfant passe à la Nourricerie dans la salle des convalescents.

OBSERVATION XXVIII

Grippe. — Infection bronchique. — Rougeole. — Infection broncho-
pulmonaire. — Mort

Pelletier, Léon, né le 13 novembre 1894, arrive à l'hospice des Enfants-Assistés le 20 novembre 1897.

Reçu à la crèche, où régnait une légère épidémie de grippe, il y reste trois jours ; on le fait passer en médecine, car l'enfant tousse, ne veut pas manger.

23 novembre. — Température normale ; enfant abattu, grognon, tousse, pas de dyspnée ; râles de bronchite ; langue blanche, gorge rouge.

Les jours suivants l'état général et local ne varient pas ; température toujours normale.

27, au soir. — Fièvre. T. 38°6, dyspnée, foyer soufflant à la base gauche.

28. — Toux légèrement rauque, dyspnée persiste, température élevée, enfant fatigué ; foyer de pneumonie à la base gauche.

Le 1er décembre passe, comme suspect de rougeole, aux douteux.

3 décembre. — Eruption de rougeole, éruption peu intense prédominant à la face et aux extrémités.

4 décembre. — Enfant indifférent, respire difficilement : les yeux sont très injectés, la gorge est rouge, langue sèche et rôtie. Foyer soufflant dans la région axillaire gauche et au niveau des deux tiers inférieurs du poumon gauche. Une ponction du poumon ramène une gouttelette de liquide louche, qui, ensemencée dans du bouillon, gélose et sérum, est restée stérile.

Meurt le 6 décembre.

Autopsie, 24 heures après. — Broncho-pneumonie pseudolobaire de la plus grande partie du lobe inférieur gauche ; peu de chose à droite. Ganglions médiastinaux mous, gros, non tuberculeux.

Tuberculose latente constituée par un tubercule caséeux du lobe supérieur et par la caséification du groupe interbronchique et du groupe prétrachéobronchique droit.

Foie, rate, reins, intestins et encéphale non tuberculeux.
Foie pèse 385 grammes ; rate 25.

Réflexions : Cet enfant n'est pas mort tuberculeux, la
lésion tuberculeuse n'a pas eu le temps d'évoluer vu la
rapidité avec laquelle a marché la rougeole préinfectée.

Si cet enfant avait été enlevé par la tuberculose, ce qui
d'ailleurs n'est pas rare chez les morbilleux prétuberculeux,
nous aurions trouvé, outre la lésion pulmonaire et ganglionnaire, des granulations ou des tubercules ailleurs.

La broncho-pneumonie est extrêmement fréquente chez
les enfants tuberculeux : Mosny, chez les enfants tuberculeux
morts de la rougeole, trouve dans les foyers broncho-pulmonaires non pas le bacille de Koch, mais le streptocoque et
le pneumocoque.

D'après Aviragnet, « le bacille de Koch est incapable de
transformer seul le poumon en un bloc d'hépatisation »,
l'hépatisation est produite primitivement par un agent
pyogène, le streptocoque surtout ; le bacille de Koch n'y
arrive que secondairement, il y trouve un terrain favorable
à son développement.

SCARLATINE ET ROUGEOLE

A la lecture des observations on est frappé de la gravité des cas où la rougeole est consécutive à la scarlatine, gravité moindre si les deux maladies évoluent simultanément, pronostic bénin si c'est la rougeole qui précède la scarlatine.

Le travail de Bez (1), qui résume toutes les associations possibles des fièvres éruptives, la thèse de Beclère (2), la leçon de M. Grancher (3), les thèses de Paquet (4) et de Cacaud (5) et nos observations personnelles recueillies l'an dernier à l'hôpital Trousseau dans le service de notre maitre M. Comby, tous concordent à reconnaître que lorsque la rougeole est consécutive à la scarlatine, les complications sont extrêmement fréquentes, elles sont presque constantes et portent de préférence sur l'appareil broncho-pulmonaire.

Bez range au point de vue du pronostic les différents modes d'association de la rougeole et de la scarlatine dans l'ordre suivant de mortalité croissante :

1° Succession des éruptions de rougeole et de scarlatine.

2° Coexistence de ces éruptions avec antériorité de la rougeole.

3° Coexistence des éruptions avec antériorité de la scarlatine.

4° Expansion simultanée de deux exanthèmes.

5° Succession des éruptions de scarlatine et de rougeole.

(1) Contemporanéité des fièvres éruptives. — Th. Paris, 1877.
(2) De la contagion de la rougeole. — Th. de Paris, 1882.
(3) Coexistence sur le même sujet de la rougeole et de la scarlatine. — Gaz. des hôp., 6 octobre 1885.
(4) Association de la rougeole et de la scarlatine. — Th. Paris, 1894.
(5) De l'association de la rougeole et de la scarlatine chez l'enfant. — Th. Paris, 1897.

La rougeole agit ici de la même façon qu'elle le fait chaque fois qu'elle survient sur un terrain affaibli antérieurement par une maladie quelconque : bronchite, tuberculose, grippe, etc.

Le pronostic dans la succession des éruptions de scarlatine et rougeole sera toujours grave : 7 morts sur 16 (Bez) ; Beclère dit que de tous les états infectieux qui ont précédé la rougeole aucune maladie ne fut si funestement aggravée que la scarlatine : « Des 14 scarlatines qui ont contracté la rougeole, 8 sont morts dont 7 avaient de 4-7 ans et étaient par conséquent en âge de résister ; deux de ces enfants avaient contracté à l'hôpital à la fois la scarlatine et la rougeole (1).

Sur 12 scarlatines suivies de rougeole, que nous avons observées nous-mêmes, trois enfants sont morts, quatre ont été ramenés chez eux dans un état très grave.

La cause de la mort a toujours été la broncho-pneumonie avec ou sans autres infections : buccales ou cutanées.

(1) Loc. cit., p. 102.

CONCLUSIONS

1° Quand la rougeole survient chez un enfant infecté, infection banale (bronchite, entérite ou staphylococcie cutanée), spécifique (grippe, scarlatine, fièvre typhoïde, diphtérie) ou chez un enfant en *puissance d'infection* (enfant ayant séjourné dans un milieu infecté), que cette infection soit guérie ou en pleine évolution, l'apparition de la rougeole détermine la reviviscence et l'exaltation de virulence des germes de la maladie préexistante.

L'existence d'une infection antérieure est donc dans la majorité des cas la condition essentielle et la cause fondamentale des accidents ultérieurs de la rougeole ; cette proposition est surtout vraie pour les quatre premières années de la vie.

2° Tout autre maladie spécifique est capable, dans des circonstances spéciales, de provoquer des infections secondaires, mais à un moindre degré que la rougeole.

3° Toute maladie, et plus spécialement l'infection broncho-pulmonaire, représente dans un pavillon de rougeole une source d'infection capable d'infecter les autres sujets en état d'opportunité morbide.

4° Le pronostic est toujours grave ; moins grave, si les deux maladies évoluent successivement ou sont séparées par un intervalle d'apyrexie plus ou moins long ; fatal si les deux maladies évoluent simultanément.

5° Le traitement sera avant tout prophylactique : isolement d'emblée et mesures d'hygiène. Les toniques seront employés dès le début ; chaque complication sera traitée par des moyens appropriés.

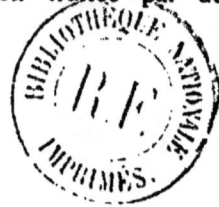

BIBLIOGRAPHIE

(LIRE L'ART. ROUGEOLE DANS LES TRAITÉS CLASSIQUES)

APPERT. Du rôle de l'organisme dans la pathogénie de quelques maladies infectieuses. Th. Paris, 1893.

BARBIER. — La rougeole, 1893.

BARD. — Des caract. anat. path. des lésions de cause microbienne. — Archives de physiologie normale et pathologique. Février 1887.

— — Lyon Médical, 13 Janvier 1889.

— — Epidémiologie de la rougeole. Revue d'hygiène et de police sanitaire. 1891.

BECLIRE. — De la contagion de la rougeole. Th. Paris, 1882.

BELLOIR. — De l'antisepsie dans la rougeole. Th. Paris, 1891.

BESSER. — Sur les bactéries des voies respiratoires à l'état normal Ziegler's Beitrage, VII, 1889.

BER. — Contemporanéité des fièvres éruptives. Thèse Paris, 1877.

BLACHE. — Scarlatine et Rougeole. — Gazette des hôpitaux, 1870.

BLANCKAERT. — Des complications de la rougeole chez les enfants. Th. Paris, 1868.

BOUCHUT. — Traité pratique des maladies des nouveau-nés, des enfants...

BOUDIN. — Recherches sur les complications qui accompagnent la rougeole chez l'enfant. Thèse Paris, 1835.

BOURGET. — Influence de la rougeole sur le développement des tubercules Th. Montpellier, 1876.

BREUNE. — Des complications de la rougeole. Th. Montpellier, 1878.

Bulletin de la Société médicale des hôpitaux de 1889.

CACAUD. — De l'Association de la rougeole et de la scarlatine chez l'enfant. Th. Paris, 1897.

CADET DE GASSICOURT. — Traité clinique des maladies de l'enfance. T. II.

CARRET. — Quelques considérations sur la rougeole des enfants. Thèse Paris, 1871.

CAUBET. — Manifestations et complications buccales de la rougeole. Th. Paris, 1889.

CLAISSE. — L'infection bronchique. Th. Paris, 1893.

Comby. — La rougeole à l'hôpital Trousseau. — Séance de la Soc. méd. des hôpitaux, 26 avril 1895.

Damaschino. — Des différentes formes de la pneumonie aiguë chez les enfants. Th. Paris, 1867.

Dechaut. — De la rougeole irrégulière et compliquée. Th. Paris, 1842.

D'Espine. — Art. Rougeole du Dict. de méd. et clinic. pratique.

Duflocq et Menetrier. — Arch. gén. de Méd. 1890.

Estévé. — Evolution simultanée de la fièvre typhoïde et de la rougeole. Thèse, Paris, 1881.

Fiessinger. — Anomalies et complicat. de la rougeole. Gaz. méd. de Paris, 12 Mai 1894.

Finkler. — Die acuten Lungenentzündungen als Infections krankheiten. Wiesbaden, 1891.

Flesch. — Scarlatine et rougeole. Berlin. Klin. Wochenschr. 1891, n° 46, p. 1858.

Gannelon. — La rougeole à l'hospice des Enfants-Assistés. Th. Paris, 1892.

Gontier. — Nature et prophylaxie de la broncho-pneumonie des rubéoliques. Th. Lyon, 1889.

Grancher. — L'isolement et l'antisepsie aux Enfants-Malades. Bull. méd. 1889.

Grancher. — Coexistence sur le même sujet de la rougeole et scarlatine. Gaz. des hôp. 6 octob. 1885.

Guarnieri. — Le streptocoque dans la broncho-pneumonie rubéolique. Bull. Académ. méd. di Roma, n° 6, 1887.

Guersant et Blache. — Extraits de Pathologie infantile.

Grèzes. — L'antisepsie médicale dans les pavillons de rougeole des Enfants-Assistés. Th. Paris, 1896.

Hénoch. — Leçons cliniques sur la maladie des enfants.

Hutinel et Deschamps. — Antisepsie médicale et scarlatine. Bull. médical, 29 Juin 1890.

Hutinel. — De la broncho-pneumonie tuberculose infantile. Sem. méd. 17 sept. 1890.

Hutinel. — Indication des bains froids dans le trait. des broncho-pneumonies. Bull. méd. 1892.

Hutinel. — Note sur quelques érythèmes infectieux. Arch. gén. de méd. 1892.

Hutinel (avec Glaisse). — Sur une forme suraiguë de septic. médicale obs. chez des enfants très jeunes. Revue de médecine 1893, p. 353.

Laveran. — Epidémie de 1860. Gaz. hebd. T. VIII, 1861.

Macry. — De la colite dysentériforme ou hémorrhagique au cours de la rougeole. Th. Paris, 1888.

Méry et Boulloche. — Recherches bactériologiques sur la salive des enfants atteints de rougeole. Revue des maladies de l'enfance. Avril 1891.

Morel. — Broncho-pneumonies consécutives à la rougeole. Bulletin de la Société Anatomique, 20 Juin 1890.

MOREL. — Broncho-pneumonie rubéolique. Gaz. méd. chir. de Toulouse, 16 nov. 1841.

MOSNY. — Etude sur la broncho-pneumonie.

MOYNIER. — Des accidents graves qui surviennent dans le cours de la rougeole. Metz, 1860.

NETTER. — Prophylaxie des maladies transmissibles. Gaz. Méd. de Paris, Mai 1895.

OYON. — Causes de la gravité de la rougeole à l'hospice des Enfants-Assistés. Th Paris, 1873.

PAQUET. — Association de rougeole et scarlatine. Th. Paris. 1894.

RAGON. — Rougeole compliquée chez l'enfant et chez l'adulte. Thèse, Paris, 1859.

Rapports sur les épidémies à l'Académie de médecine, 1881-1889.

RILLIET. — Sur l'épidémie de rougeole à Genève de 1847; Gazette Médicale 1848, p. 26.

RILLIET ET BARTHEZ. — Traité pratique et clinique des maladies de l'enfance. T. III.

SEVESTRE. — Etudes de clinique infantile. Paris, 1889.

—   La prophylaxie de la rougeole. Progrès méd. 2 Juillet 1887.

—   Revue des maladies de l'enfance, 1890.

—   La rougeole à l'hospice des Enfants Assistés. Progrès médic. 3 Janv. 1891.

TOBÉITZ. — Die Morbillen. Arch. f. Kinderheilk. VIII, 1887.

TROUSSEAU. — Clinique médicale de l'Hôtel-Dieu.

WERMEILLE. — Stomatite et rhinite impétigineuse dans la rougeole ; leurs rapports avec la broncho pneumonie. Th Paris, 1894.

ZIEMSSEN. — Encycl. Art. Rougeole, par Thomas.

TABLE DES MATIÈRES

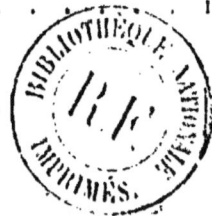

Lille. Imp. Le Bigot Frères, 25, rue Nicolas-Leblanc.